こころアレルギー

さとう たけし
（カレッジ・メンタルヘルス・プロ）
なかしま みのる
（こころの風景画家）

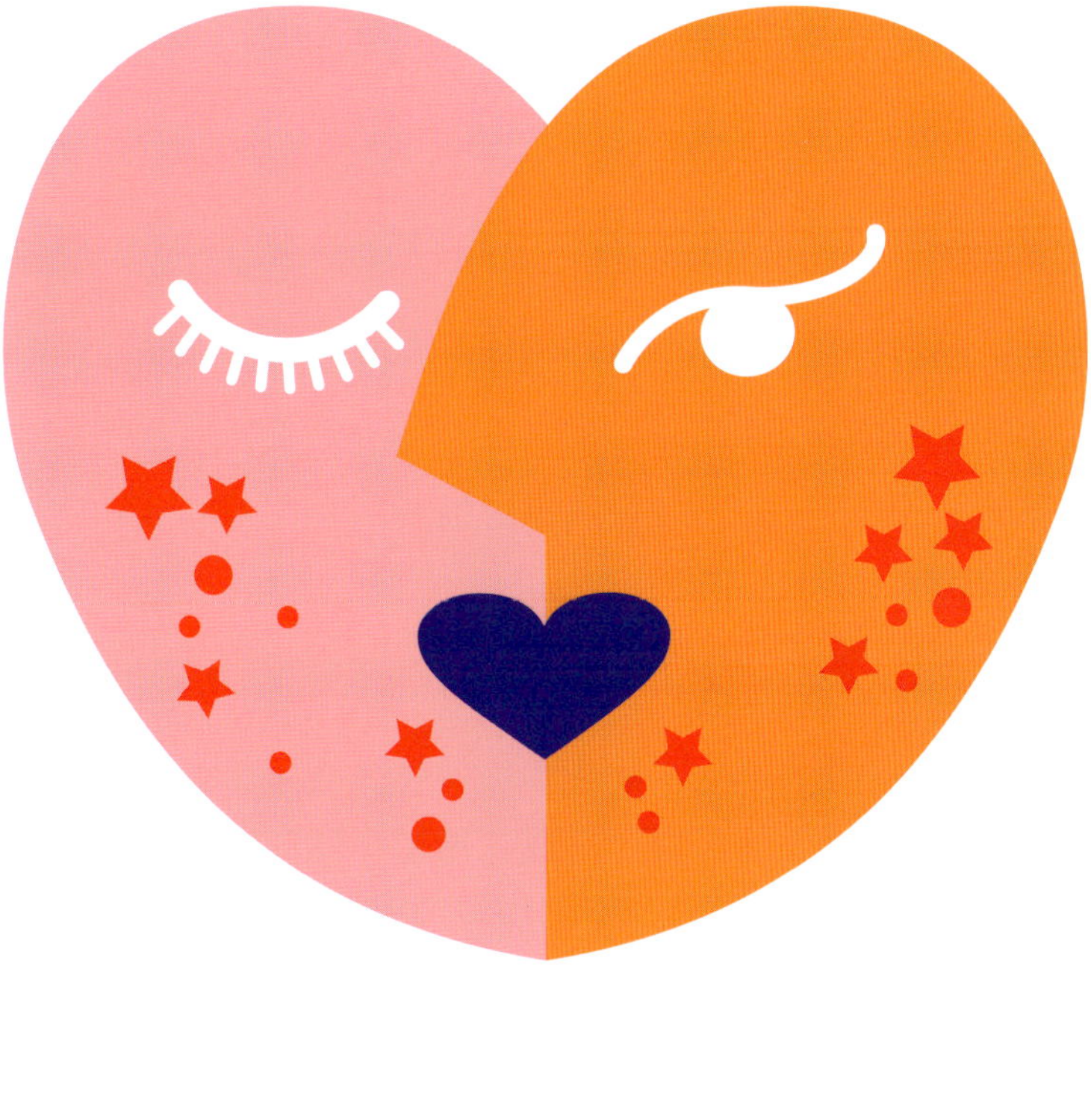

佐賀新聞社

本来、人は進化の中で、まず、危険を察知する能力を身に着けました。他の動物に食べられないように、生命を維持するためのアンテナを身に着けたことになります。次に、「孤独」という辛い体験を解消するために、集団で生活するようになったといわれています。また、集団で生活することで、他の動物から身を守ることができます。アフリカでみられる動物の生活をテレビで見ると、明らかでしょう。

人と人とが集団で生活するようになって、かつては楽しく、安心して生活できていた時代が長かったと思われます。しかし、最近では人と人との接触が辛い（苦手）と悩む人が増え、人との接触によって、こころが辛い心理状態に陥り、引きこもりを呈する人が増えています。現代の日本人では約110万人の引きこもり状態の方がおられ、この社会現象は世界の多くの地域に共通した社会的問題でもあります。

この表紙の絵は、人との交流によって、自尊心が傷ついた現象を顔の表情に比喩して、頬に赤い発疹ができ、アレルギー症状（人が嫌、辛い）として表現されている姿を意味しています。目にみえる実際の現象ではなく、あくまで想像の世界ですので、ご勘弁願います。このように陥らないために、どのような生き方の工夫をすれば、楽になれるかを本書を通じて、学んでいただければ、幸いです。

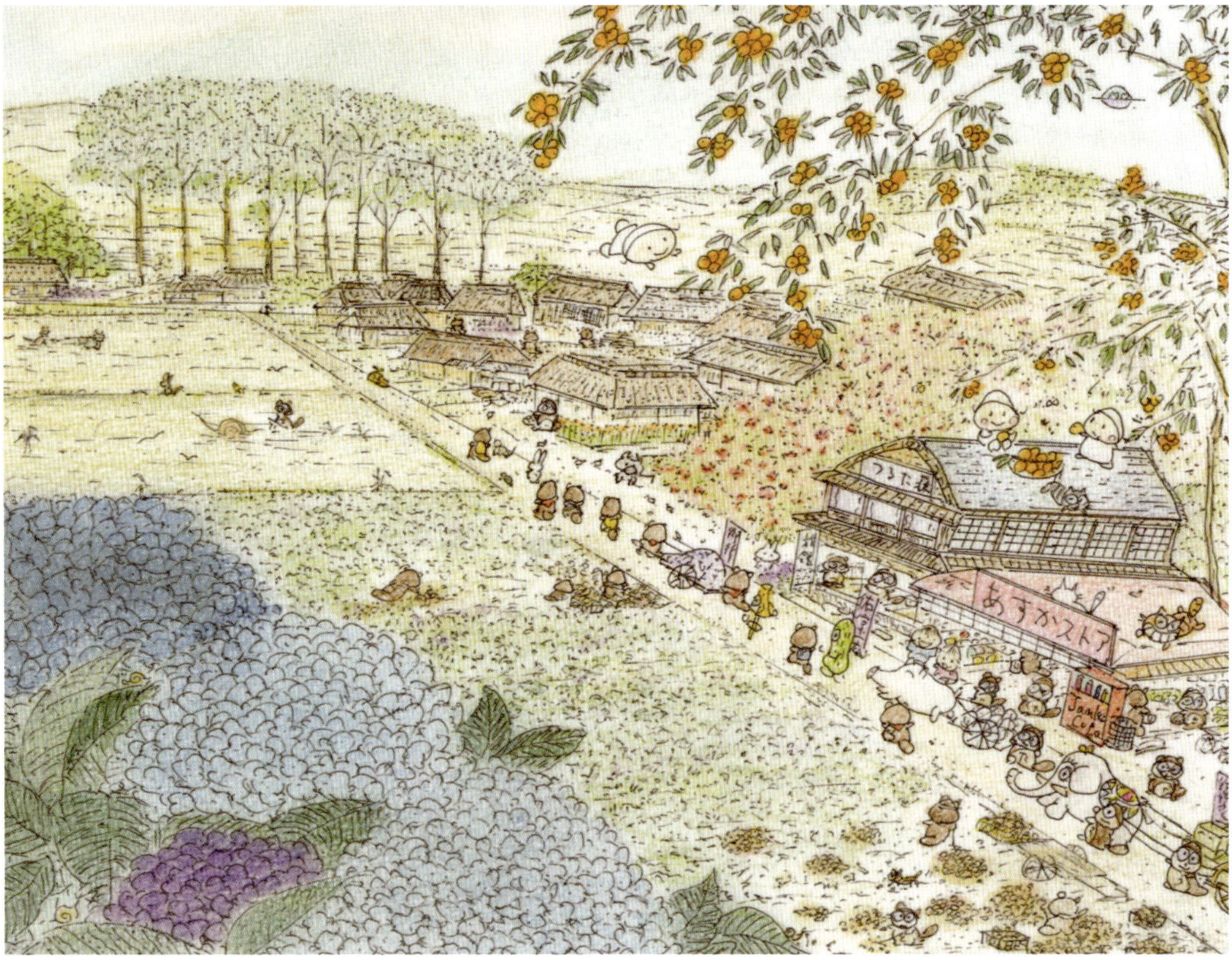

こころの風景画

本文中の「こころの風景画」はかつての日本のなつかしい風景を空想を交えながら、なかしま みのる氏が描きました。また、悩みを抱えた学生さんとの対話を「なごうた」として、短歌のような形で、下に挿入いたしました。第１・３・５・７章に挿入しましたのは、文章だけ読むと、読者の方々が疲れるのではないかと思い、間を置いて、最後まで読んでいただけるように工夫した次第です。本書が読者の方々の癒しになれば、幸いです。

はじめに

～ みんなで遊び　みんなで考え　みんなで行動する ～

携帯やスマホなどの電子機器の普及に伴い、相手の顔が見えなくとも、メールや電話で、コミュニケーションが可能な時代となり、電子ゲームの普及により、一人遊びが可能となりました。これらの便利な道具は日本人の性格にぴったりはまり、その結果、「空気が読めない」「友人ができない」などの新たなコミュニケーション障害が小中高大学の学生内で増加しています。

日本人は本来、相手の気持ちを察しすぎる傾向があり、それは良い面と悪い面があるでしょう。しかし、最近では口論をしたことがない、喧嘩をしたことがない、など密接な人間関係を避け、嫌なことはメールで伝えるという学生も見受けられます。人間関係は最先端の道具により、さらに希薄化しているように思われます。些細な言葉に敏感で、集団に溶け込みにくい学生を私は「こころアレルギー」と命名しました。つまり、からだのアレルギーでは皮膚に赤く湿疹ができる現象を比喩して、人と人との接触で、嫌な気持ちになる、つまりこころに湿疹がでるという意味で、こころアレルギーは人間関係免疫不全状態を例えています。食堂で一人で食事ができずに、トイレの中で弁当を食べるという「便所飯」もその現れの一部であるかもしれません。集団力や社会的連帯力の低下などが問われていますが、大学生がアパートで一人生活をすることは欧米では考えられません。欧米では、shared house で共同生活するのが一般的です。私がニュージーランドで生活していた時、「日本人の大学生は、一人で生活するのですか？寂しくないですか？」とみんなが驚いていました。また、日本人の特性として、周囲から自分がどのようにみられているのか？自分が話しかける言葉で相手を傷つけてしまうのではないか？などの言葉のやりとりに非常に敏感になっている学生を多く見かけます。その敏感性を「アレルギー」ということばに置き換えました。

また、本書では、うつ病・うつ状態について詳細にわかりやすく解説しています。最後の章は、体験談をつけることで、さらにわかりやすくしました。

こころの風景画と「なごうた」を適宜加えることで、皆さんが癒されることを期待しています。こころの風景画は、作者が幼い頃にみかけた風景を空想しながら、鉛筆で描いた画です。緻密で、どこかほっとするなつかしい風景ですね。よくここまで精密に記憶に残っていたなあと感心します。この画をみると、不思議にこころが落ち着くのです。疲れた時などに眺めると、ほっとします。

なごうたとは、私とうつ状態に陥った学生さんとの間で、私が自由に気ままに自分

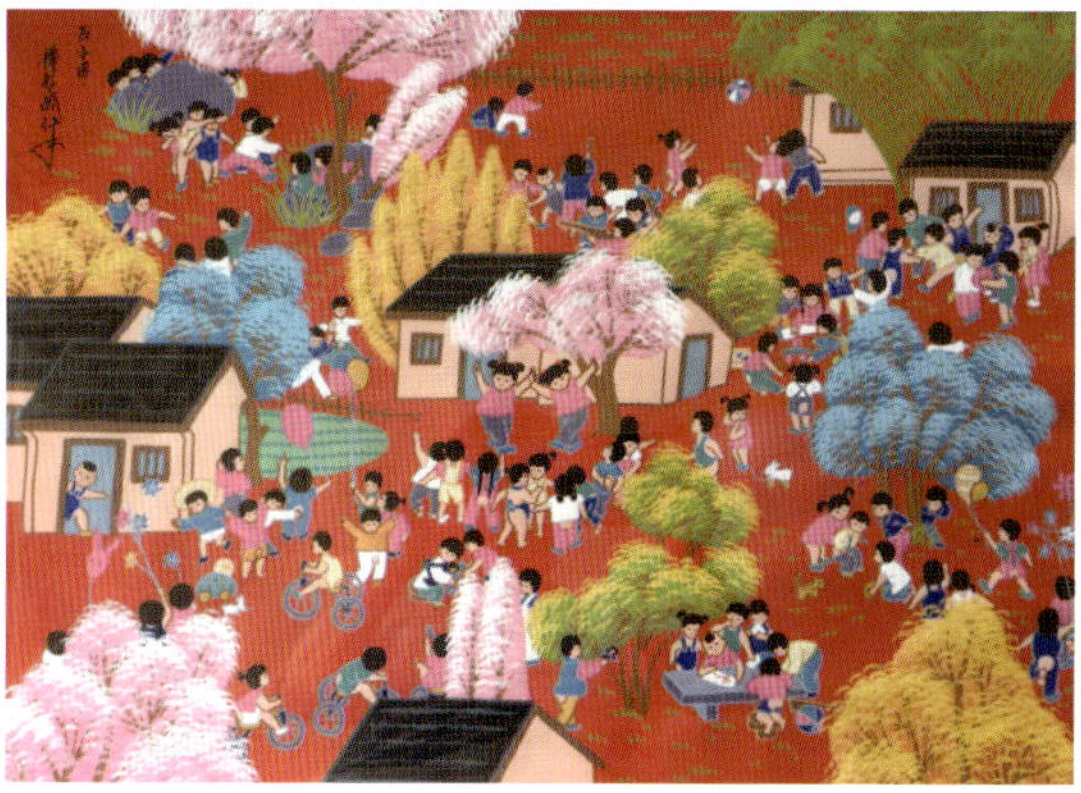

（中国、陝西省、西安市、農民画）
100人の子供たちがそれぞれ自由に遊んでいる画です。

の気持ちを表現してみては？と勧めたら、その学生さんが約２－３年間の間に落書きのように書き残していった気持ちの変化です。自然で、形式にとらわれず、「あるがまま」「ありのまま」に自分の気持ちを表現しています。

　私たちは、これから、昔の子供時代のように、みんなで遊び、みんなで考え、みんなで行動するといった本来の姿を取り戻していかなければ、「こころアレルギー」の若者はますます増えていくことでしょう。

　さて、「こころ」はどのように形成されていくのでしょうか？私は長年の経験から持論を持っています。それは、「自尊心」の形成です。両親から大切に育てられた子供さんは不思議に自信をもって遊んでいます。周囲から孤立することもありません。人それなりに自尊心を持っています。どんなに貧しくても、どんなに勉強が苦手でも、人それぞれに健康であれば、自尊心が少しずつ、わからないうちに、形成されていくものです。

　ところが、両親から大切に育てられなかった場合、自尊心が本人なりに十分に形成されず、自尊心が傷つけられ、また形成不全の状態であると、きびしい対人関係の現実生活では、自尊心が脅かされ、「こころアレルギー」状態に陥ってしまうのです。それは、両親だけではなく、自尊心は友人との遊びの中でも育っていきます。みんなと遊んでいるうちに、自然に心の交流が深くなるにつれ、自尊心はよりしっかりしたものに出来上がります。子供の頃の「遊び」の体験は貴重です。それはゲームなどの一人遊びの中では形成できない質の問題があります。多くのゲームは人を傷つけて、相手を倒すという人間の闘争心を掻き立てる内容のものが多いようです。友人関係では、一種の暴力や喧嘩みたいなもので、「遊び」の本当の姿からは遠いものだと思っています。皆さん、外の自然の中で、走ったり、ボール遊び、釣りなど、楽しんでください。そういう体験を通じて、自尊心は出来上がるのでしょう。

もくじ

第１章　　なぜ日本人大学生は自信がないのか

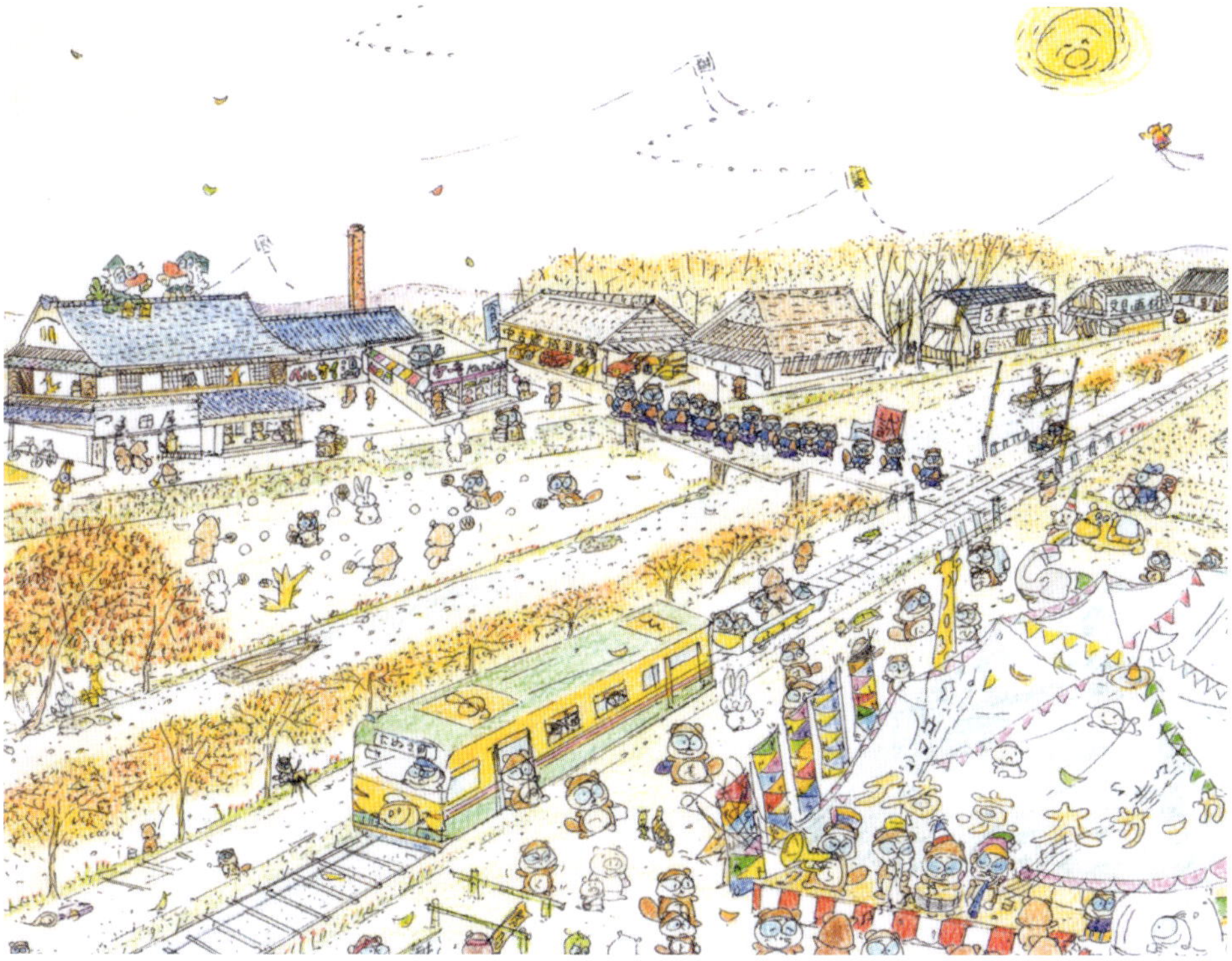

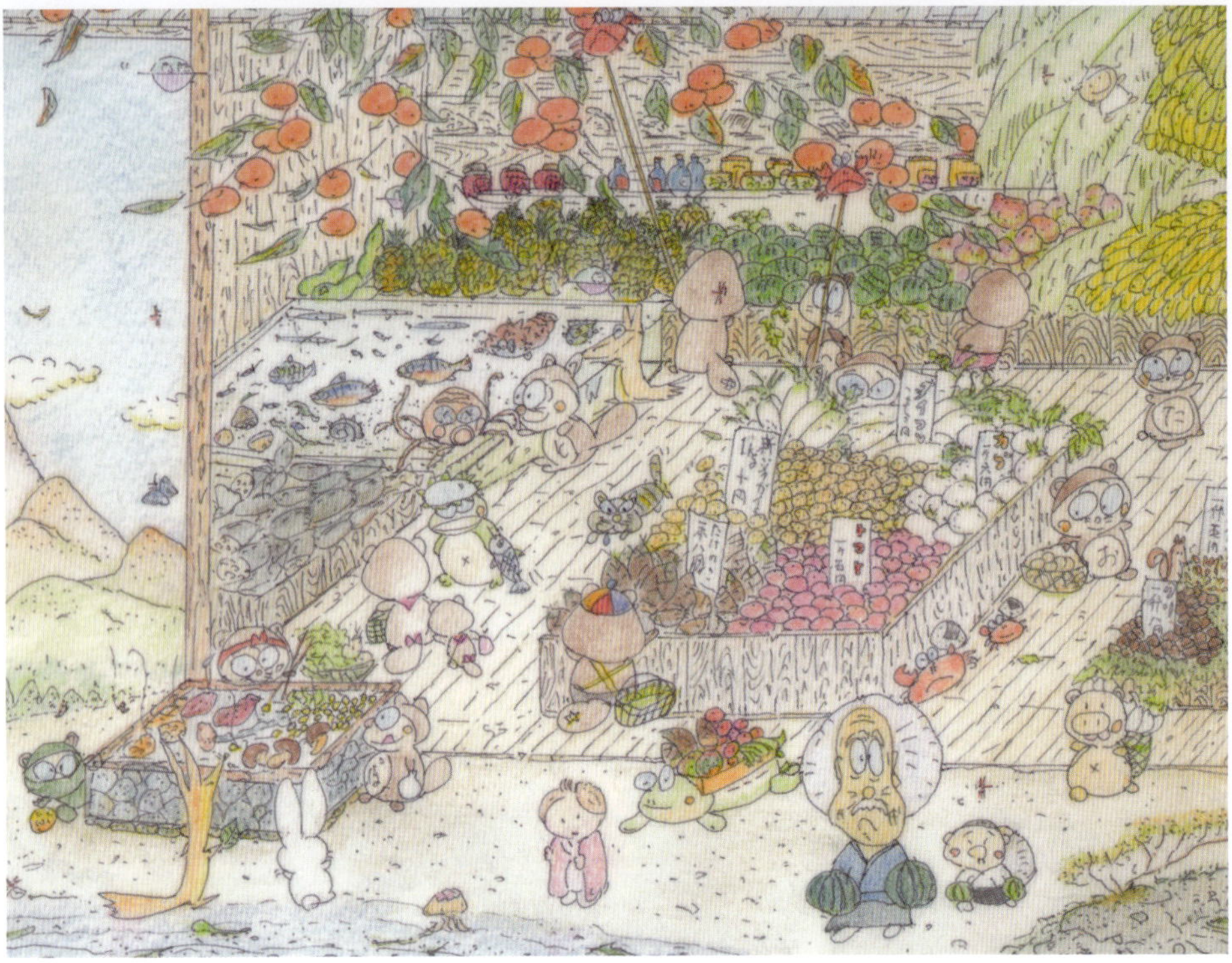

むなしきや　いくら泣いても　海のそこ
気分次第で　七変化

待ち人や　永遠の理想を探したが
いくら探しても　来ぬものは来ぬ

あきらめの　境地めざして　いざゆかん
メール片手に　文字を打つ蓮のはな

切れても我に　悔いはなし
宝はなにか　我のみぞ知る

かなしさや　いつ枯らして　くれるのか
ただただ我と　ともにゆく

1　日本人学生の自信欠如

財団法人日本青少年研究所が2011年に報告した調査結果では、日本の高校生は「自信がない」と答え、米中韓と大きな差が認められました。この調査は、2010年日米中の高校生7,233人に実施されました。調査によると、自分は価値のある人間だと思うかとの質問に「全くそうだ」と答えた生徒は、米国57.2%、中国42.2%、韓国20.2%に上ったのに、日本は7.5%。「まあそうだ」と合わせても36.1%にとどまった。「自分を優秀だと思うか」との問いに「そうではない」と回答した日本の生徒は83.2%に達し、米国の11.2%、中国の32.7%と比べて大きな差がみられました。また、「学校には私を 理解してくれる先生がいる」と考える日本の生徒は52.7%で、４カ国中最低でした。「親は自分をよく分かってくれる」としたのは中国（76.2%）、米国（70.7%）、日本（68.0%）、韓国（66.1%）の順でした。日本の高校生は自分の能力に自信が持てず、親や教員からも認められていないと感じています。同研究所のコメントによれば、「日本では家庭や学校で 積極性を引き出すための教育が展開されず、自分への肯定感が低いのではないか」と分析されています。

2009年７月６日朝日新聞夕刊に掲載された「便所飯」の記事がありました。学生食堂において一人で食べている姿をみられたくないと、トイレで昼食をとる大学生がいるという。その心理的背景に、ランチメイト症候群という現象がみられます（精神科医　町沢静夫氏によって名付けられた。学会で認められた正式な名称ではない）。その主な症状は、「一人で食事することへの恐れと、食事を一人でするような自分は

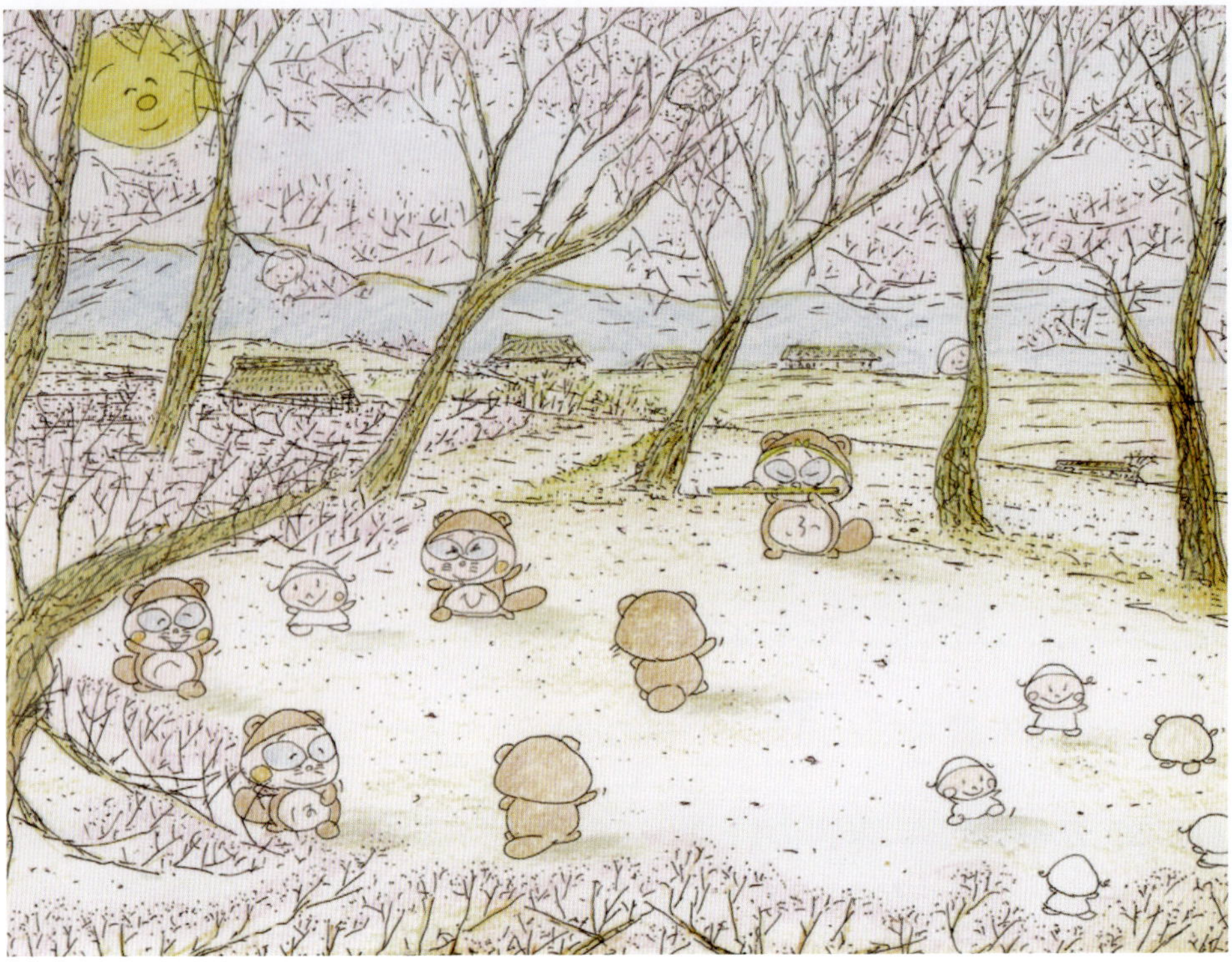

才能は　探すより待つほうが
断然早く見つかった

無とは無と　教えてくれた　名もいわぬ
動かぬ体に　感謝感激

目を閉じて　心を閉ざして観てみれば
なにもかもが　無のごとし

眠い目を　こすって朝かとおもいきや
おっとどっこい　また零時

不眠症　ねむれぬのだから不眠症
のんびり待つとしようかのう

人間として価値がないのではないかという不安」です。「学校や職場において、一人で食事をすることはその人には友人がいないということだ。友人がいないのは魅力がないからだ。だから、一人で食事すれば、周囲は自分を魅力のない、価値のない人間と思う」。この症状の当事者たちはこのように考えがちで、こうした考え方が、主な症状である恐れと不安を誘発します。さらに、「価値のない自分」への不安を引き起こすことから、断られることを恐れ、自分から誰かを食事に誘うこともできない。ランチメイト、つまり食事相手を確保できない人は、一人で食事をする姿を学友や同僚に見られないように図書館などで隠れて食べることもあります。中には食事の様子を見られそうになってトイレに隠れたり、ひどい場合は仕事を辞めたり就職を諦めたり学校へ行けなくなったりします。ネットを対象としたアンケート調査では、２割の男女が一人での食事に抵抗を感じていることが明らかになっており、また女性に多い傾向があることも紹介されています。

2　コンピュータ・ゲームの弊害

　このような現代の大学生にみられる社会現象にはどのような問題が背景にあると考えられますか。おそらく、対人関係の能力が低下しているのではないでしょうか。コンピュータ・ゲーム、携帯中毒や過保護などで友だちと遊ぶ時間が少なくなっており、社会的な連帯力（群れる力）の低下（decreased social connectedness）が示

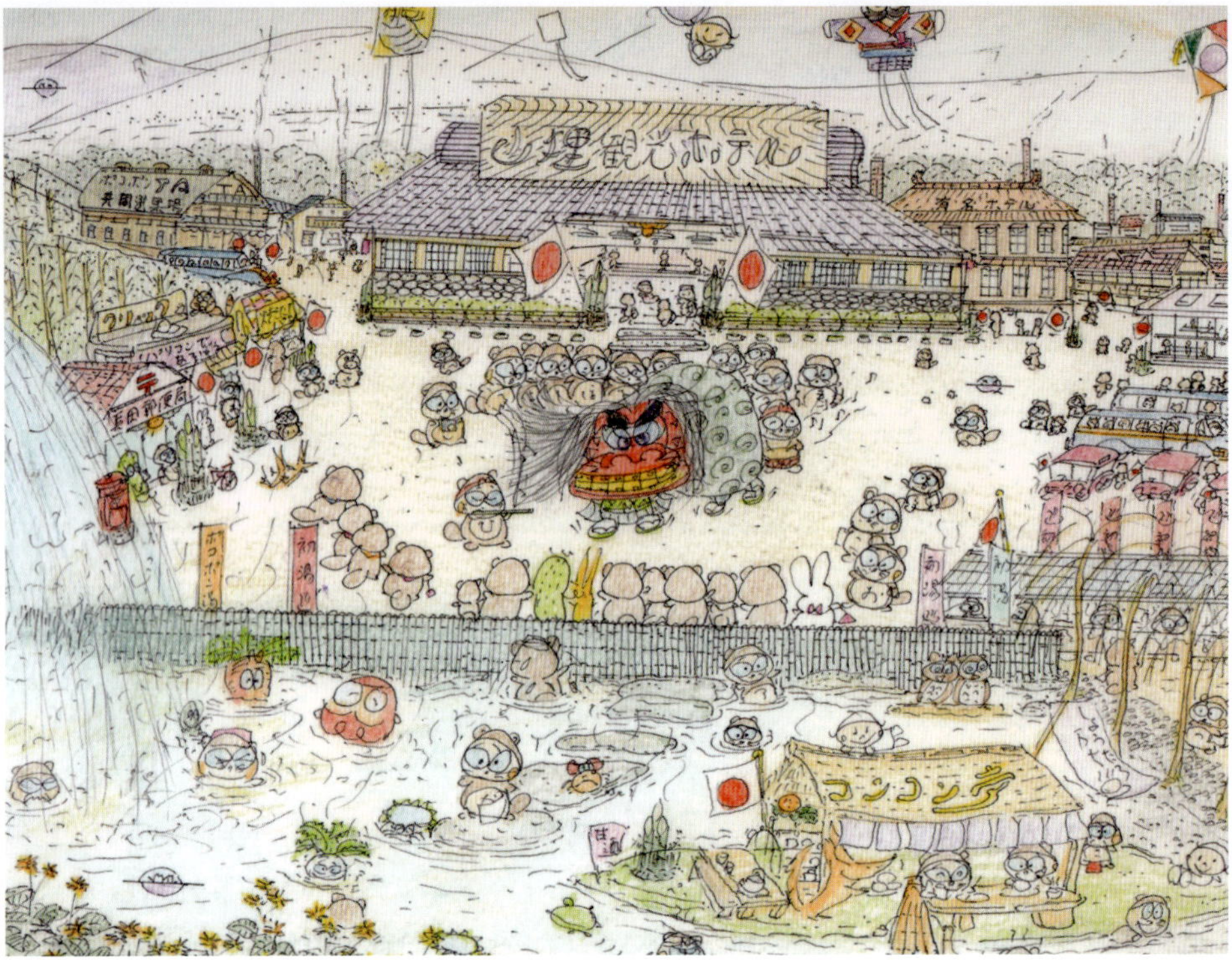

静かなり　こころはざわざわさわいでる
ためこんでたから　しょうがない

ためこんだ　感情すべて吐き出せば
自然にからっぽ　やってくる

我慢せず　吐き出せどんどん感情は
やっぱり自然が　よかったね

ごまかして　押し込んだらいつのひか
たまってしまう　こりゃ反省

吐き出せば　すべての感情認めたと
感情たちが　おおはしゃぎ

唆されています。日本人の対人関係も徐々に変化してきています。昔の日本人にとって「話さないこと」は自然でした。奥ゆかしかった。今は、このようなタイプの小中学生は、いじめの対象となっています。人とうまくコミュニケーションがとれない人が生きづらい世の中になっていると感じます。

大学生を含めた学生の人間関係がこのように大きく変化したのはなぜでしょうか。私の考えでは、その原点にスペースインベーダーゲームの出現があると思います。1978年に広く普及しましたが、当時このゲームでは、画面の中央やや上方に縦に５段、横に11列の計55のインベーダーに見立てた敵キャラクターが現れ、敵キャラクターはまとまって横移動をしながら、端にたどり着くたびに一段下がって再び逆方向に進行します。これを繰り返すことによって、だんだんと下に降りてくる。敵キャラクターが画面最下部のプレイヤーの位置まで降りてきたら占領されたことになり、残機があってもゲームオーバーとなるために、それまでに敵キャラクターを全滅させなければならない。このようなゲームは、人間が本来持っている破壊願望を助長する可能性があります。さらには一人遊びの時間が増え、友だちと過ごす時間が減ることにもつながっています。米国の学者によって、コンピュータ・ゲームに熱中することで、破壊願望が露呈されることが証明されました。

その後、ゲーム依存と発達障害の関係を証明した報告書が、英国心理学会で2009年に提出されました。そのタイトルは、「Computer game addicts like people with Aspergers（コンピュータ・ゲーム中毒者とアスペルガー患者との類似性）」で、ゲーム中毒の傾向が強い人ほど、通常アスペルガー症候群の特徴とされる３つの性格特性

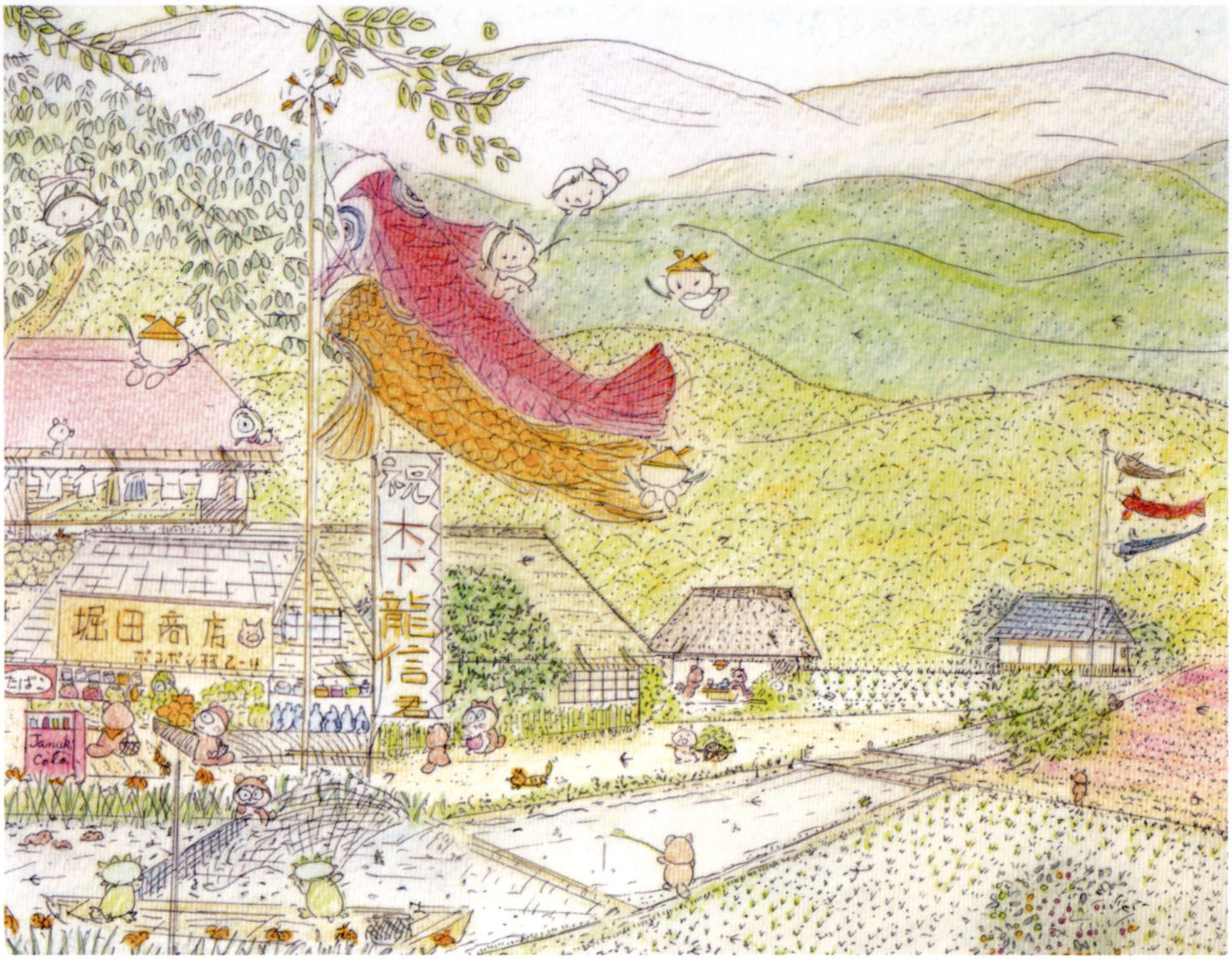

やってみて　うまくいかず落ち込んだ
　また我がでちゃったよ

からっぽは　どうすりゃいいの　のんびりと
　していて刺激もとめてる

どんどんと　痛みがともにひいていく
　無視してごめん　ありがとう

かなしさや　苦しみ感じる感受性
　大事な私の特性だ

感情は　認めりゃすぐにひいていく
　気のいいやつら　ばかりだよ

一神経症的傾向、同調性の欠如、外向性の欠如一を示す確率が高いというものです。つまり、ゲームばかりしている人は、1つのことにとらわれやすく、内向的で、人付き合いが苦手になりやすいことが実証されています。

このような問題点が指摘される前後に、「秋葉原通り魔事件（2008年６月８日）」が生じました。携帯サイトの掲示板に約1000回の書き込みをし、心のよりどころにしていたものの、次第に孤立感を深め、ついに殺人を予告。「秋葉原で人を殺します」とのタイトルで「車でつっこんで、車が使えなくなったらナイフを使います。みんなさようなら」との犯行を予告し、その後沼津から犯行現場まで移動する間に約30件のメッセージをネットに書き込んでいたといわれています。ネット中毒に陥っている大学生の特徴をあげると、①現実の人間関係に破綻している。②仮想社会に対するファンタジーを抱いている。③生の人間と衝突しない非現実的な空間で自己実現を求めている（現実拒否）。④自分を認めてもらいたいという空間を捜し求めている、などがみられます。このゲーム依存の現象は日本だけではありません。中国では「ネット中毒」の治療に、軍事訓練（朝日新聞2007年１月６日）を課していると聞きます。しかし、楊教授（北京大学カウンセリングセンター）によれば、「ゲーム依存に軍事訓練を行っても、その効果は一時的です。その本質的な解決は親子関係の修復にある」と指摘しています。日本だけではなく、中国や韓国でも、若者のゲームやネット依存は深刻化しているのが現実のようです。

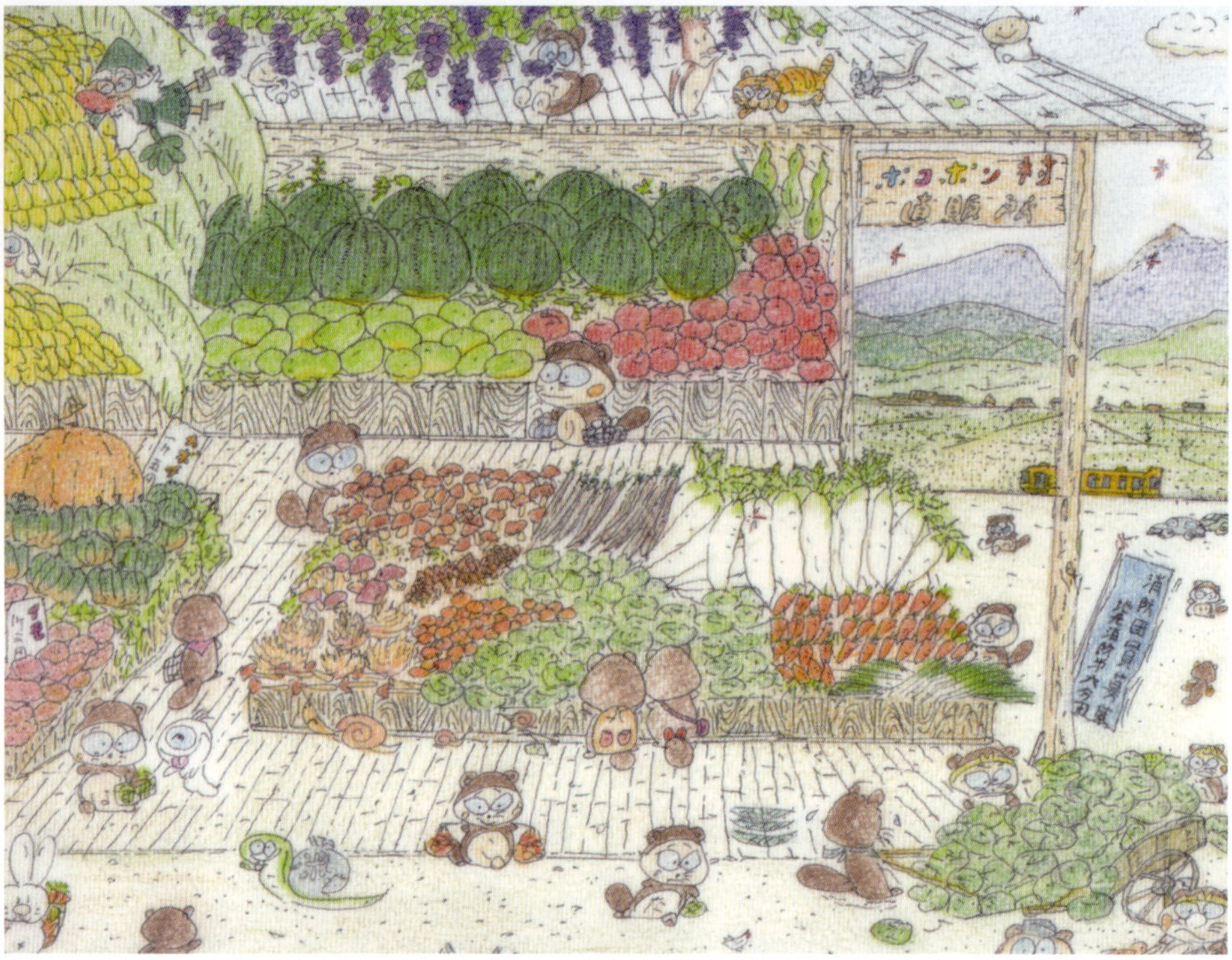

悲しみの　ねっこはもっと奥のほう
のびのび　待って寝て食って

世の中は　己次第で　変わるのさ
もっと自由に　歩きなよ

待てば待つ　流れにそって行くがいい
心の叫び　しばし待て

待て待てと　言われ続けているうちに
己の欲我　削られる

無償の愛　己自身も　求めるが
お花のように　なりたいぞ

3　インターネット依存の有病率と最近の変化

　ネット依存者はどの程度いるでしょうか？Kimberly Youngの定義によれば、IAT（Internet Addiction Test）40点以上がそのリスクを有していると報告されています。

　インターネット中毒の有病率に関する調査結果を表1に示しました。診断基準やスクリーニング法に違いがあるものの、1997年～2005年は５～20%の範囲に留まっていますが、2006年に行われた韓国における高校生の調査では39.6%と異常に高い。IATを用いた調査は現在も継続されていますが、2009年に日本（佐賀大学）の大学生を対象に行われた農学部および文化教育学部における調査結果では、40%を超えていました。インターネット中毒の問題は今後さらに深刻な問題へと発展することは疑いないと思います。

　今後も、各国でインターネット中毒に関する調査は継続されていくと思われますが、インターネット中毒の有病率がとりわけ高い国は、韓国と日本です。その理由として考えられることは、若者における自尊心が低く（自己イメージがネガティブな学生が多い）、自殺率が高い国であること。

　他にも、うつ病の罹患率が高い、経済的に不安定であること、などがあげられます。

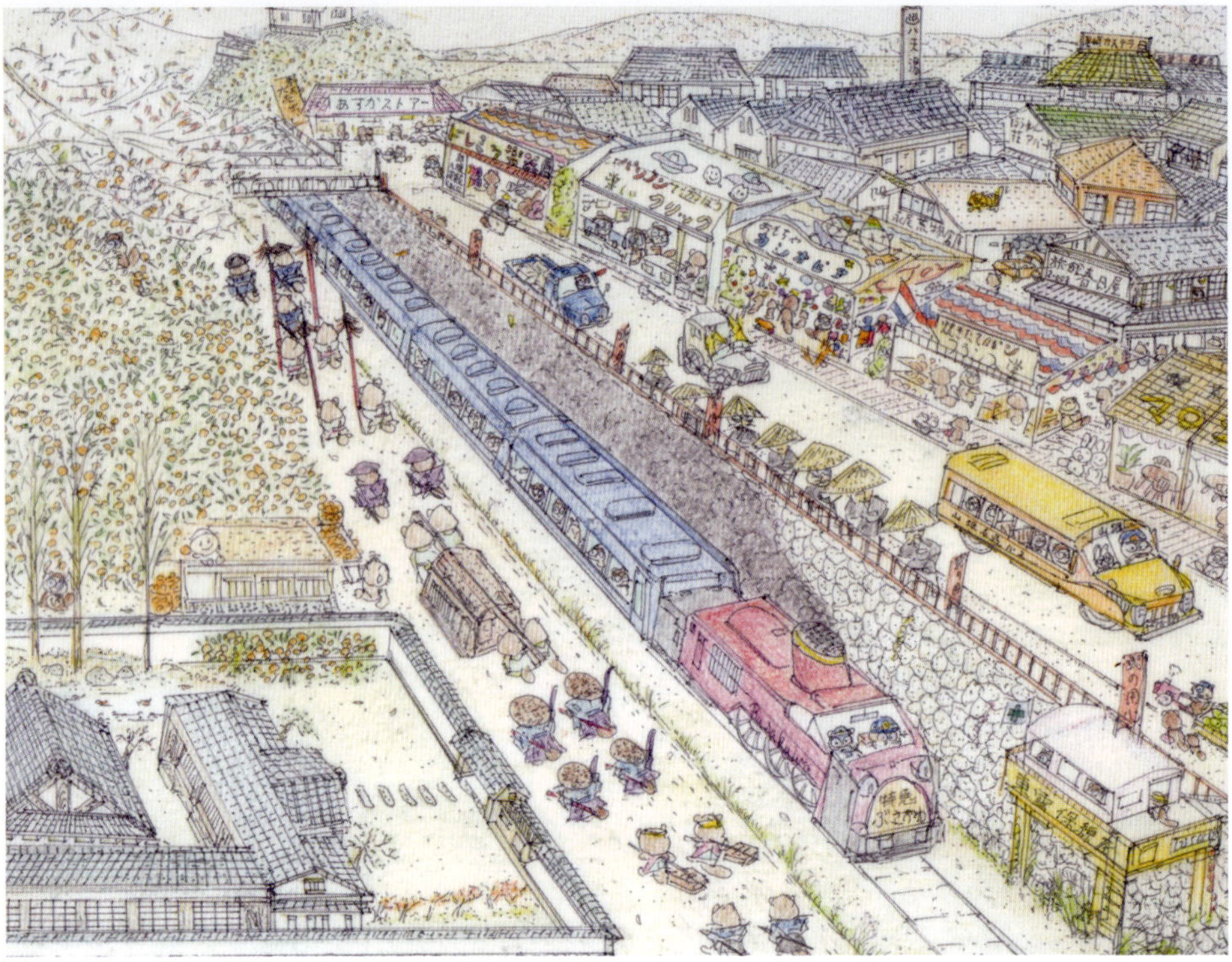

かなしさや　いつ枯らして　くれるのか
ただただ我と　ともにゆく

道ゆかん　道はそなたの道のそと
道まちがえて　我を知る

古きもの　愛着わいて捨てられぬ
そんな自分が　かわいくて好き

やっちゃった！　あくせくせずに一呼吸
ゆとりを忘れちゃ　おしまいよ

追い越せと　言ったところで結局は
人も己もたいして変わらん

〔表１〕　学生におけるインターネット中毒の有病率

報告年	発表者	国	対象	対象者数	有病率	評価尺度
1997	Scherer	米国	大学生	531	13	Internet dependency
2000	Chou & Hsiao	台湾	大学生	910	5.9	IAT
2000	Morahan-Martin & Schumacher	米国	大学生	283	8.1	PIU scale
2001	Anderson	米国	大学生	1300	9.8	Internet dependence
2001	Wang	オーストラリア	大学生	293	9.6	IAD
2002	Mingyi	中国	大学生	500	6.4	IAD
2002	Lin & Tsai	台湾	高校生	753	11.7	Chinese IAS
2004	Johansson & Gotestam	ノルウェー	12-18歳	3237	10.7	IAT 40 or more
2004	佐藤	日本	大学生	242	9.1	IAT 40 or more
2005	Niemz et al.	英国	大学生	371	18.3	PIU scale
2006	Kim et al.	韓国	高校生	1573	39.6	IAT 40 or more

（IAT:Internet Addiction Test, PIU: Pathological Internet Use, IAD: Internet Addiction Disorder）

現在も、韓国の学生は、ネット中毒に罹患し、悩んでいる学生が多いといわれ、ネット依存を専門にするクリニックなどの医療機関もみられるようです。

4　「こころアレルギー」と自尊心の低下

人と触れ合うと、心理的に調子がわるくなる。つまり、こころにアレルギーがみられる学生（筆者は「こころアレルギー」と命名）が増えていることを報告しました。実は、現代人はこころアレルギーの問題だけではありません。Riedler Jらによる農村地帯における調査（2001）では、農家の子どもは農家以外の子どもと比べて（馬小屋での生活や農場の牛乳消費量の関係）、喘息が１％対11%、花粉症が３％対

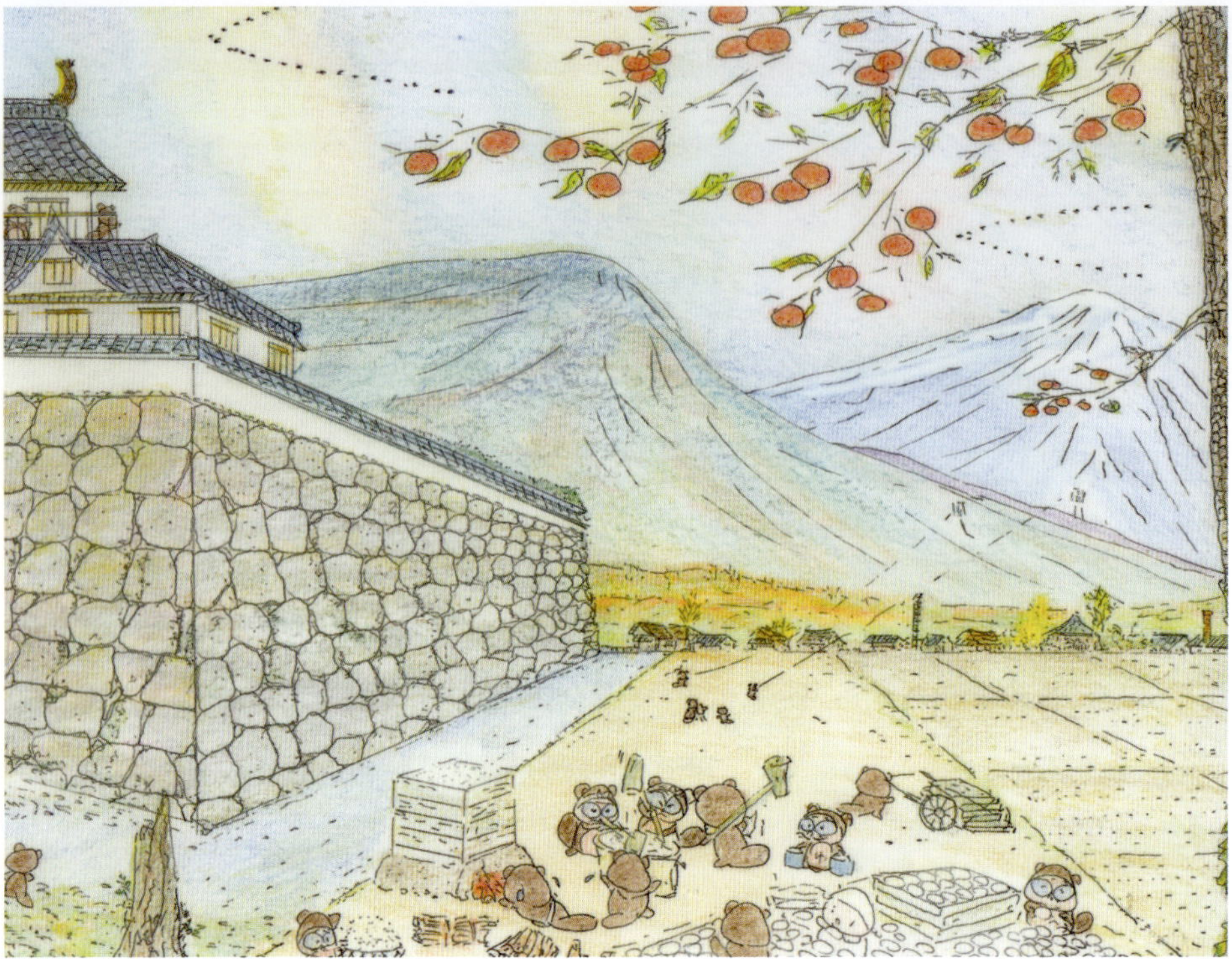

あたまでは　なくともこころ　かんじてる
　そしたらいずれ　わかるのさ

こころでは　あたまのさきに　いくらしい
　こころがあって　あたまつぎ

ちょっかんは　こころのさけび　いまはまて
　かならずくるさ　そのときは

ししょうはん　おいらまったく　わからない
　だからねてみる　ごろんとね

それでよし　わからんもんはわからんと
　わかるまでまつこと　たいせつじゃー

13%、アトピーが２％対29％と、極端にアレルギー疾患が少ないことが証明されました。その後の調査で、家畜の糞から舞い上がる細菌の死骸成分が多く漂う環境の中で１歳になるまでに過ごした経験がある人は、アレルギー疾患になりにくいといわれています。つまり、「からだアレルギー」になりにくいというわけです。こころとからだは密接に関係しますが、日本の場合、からだアレルギーが増加している要因として、汲み取り式便所が減り、水洗便所が一般的となったことで、ハエも少なくなりました。また、畳の減少で、ダニもいない清潔な生活空間となっています。一方、こころアレルギーが増加している要因として、現代人の人間関係もからだと同様、超清潔な人間関係になってきたといえます。いずれのアレルギーも免疫力および集団力の低下と関連していると思われます。この「こころアレルギー」の背景に、日本人は本来、自尊感情が外国人と比較して、きわめて低い傾向があると思います。Relationship Questionnaire（Bartholornew Kらによって作成）を用いた研究報告（図１および図２）でも明らかなように、日本人は自分に対してネガティブな感情を抱きやすい。人間関係の在り方を自己と他者の評価から分類すると、自己の捉え方をポジティブ（＋）とネガティブ（－）、他者の捉え方を同様に（＋）と（－）とした場合、自己／他者の評価は（＋）／（＋）（安定型）、（－）／（＋）（とらわれ型）、（－）／（－）（恐怖型）、（＋）／（－）（拒絶型）に分類されます。

もちろん、自分も他人も（＋）に評価できる安定型が一番よいのですが、図２にみられるように、日本人は欧米人や中国人と異なり、自分に対しては（－）で、他人に対しては（＋）である「とらわれ型」が多いのが特徴です。

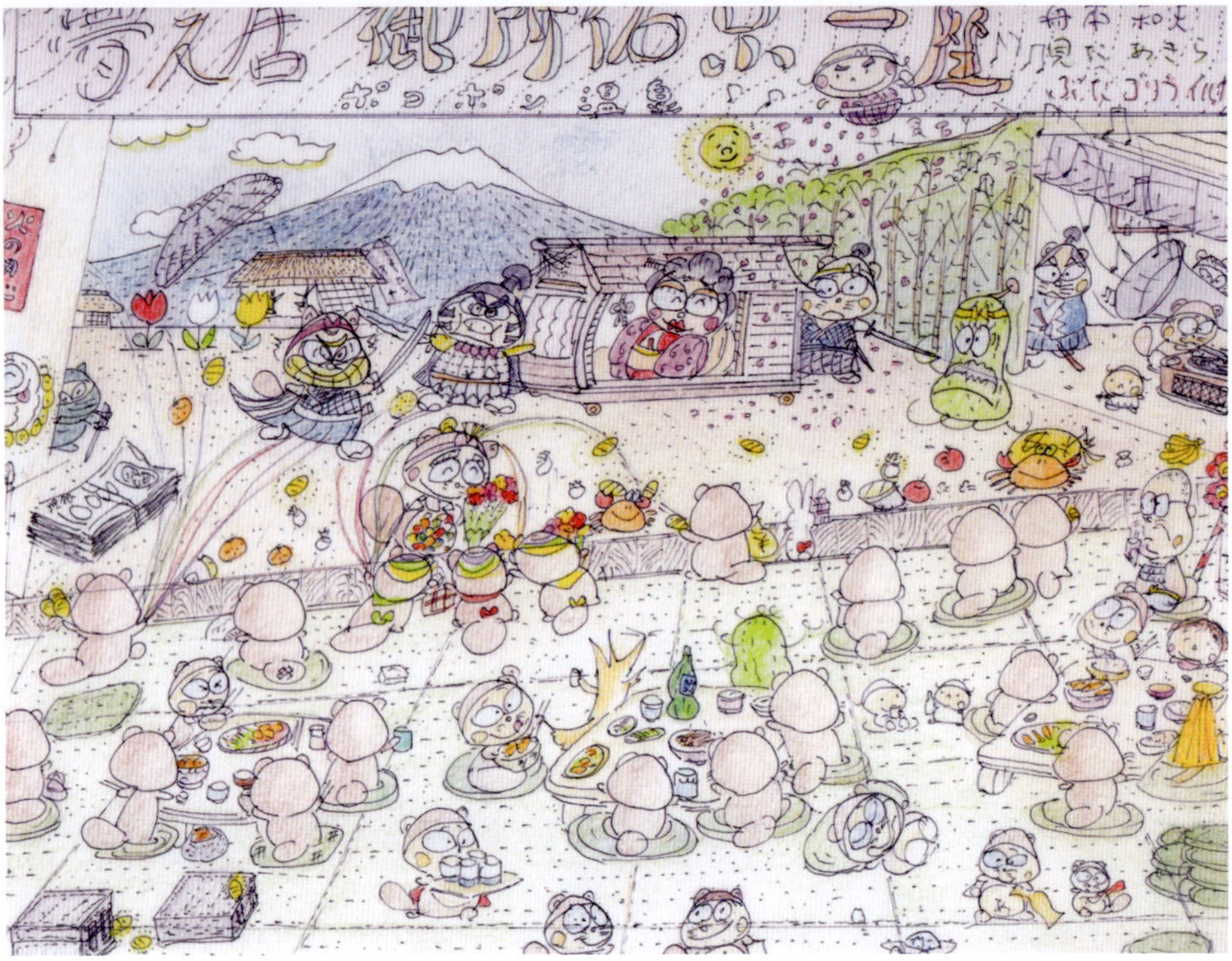

憎しみは　お目にかかれぬお人ゆえ
交信するのが難しい

憎しみよ　めったに出会えぬものだから
ぬしとの縁を　大事にしたい

無の境地　待ってみても始まらぬ
みごとに常識　くつがえした

才能は　探すより待つほうが
断然早く見つかった

無とは無と　教えてくれた　名もいわぬ
動かぬ体に　感謝感激

このパターンをもつ人は、①自尊心が低い、②他人の感情に影響されやすい、③自分の否定的な感情に目が向きやすいと指摘されています。また、相手の言葉や評価に敏感なため、相手への気遣いが強くなり、自分の思っていることを自由に表現できず、人間関係に疲れやすい傾向が認められます。その背景として、日本では親が子どもへ批判的な感情を投げやすく、褒めることが苦手といわれています。結果、自尊感

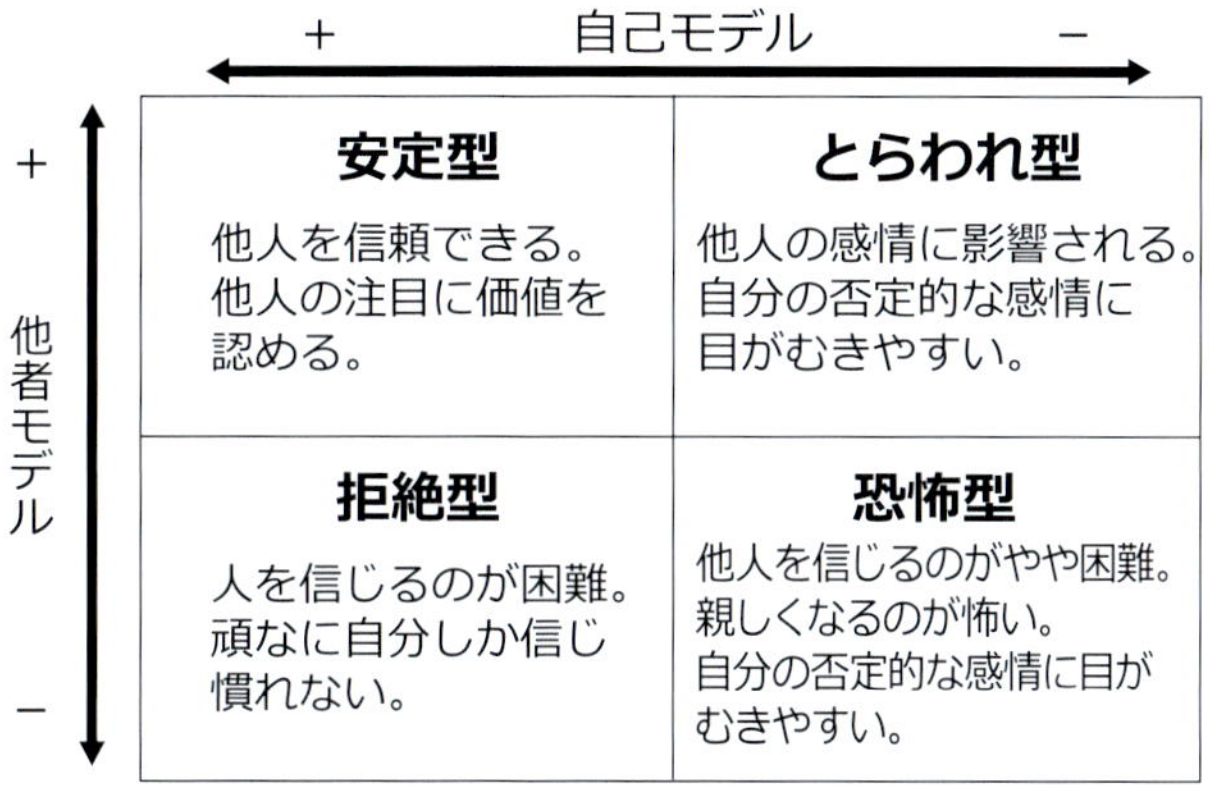

図１　人間関係の在り方に関する４つの分類
（Bartholomew K らによる）

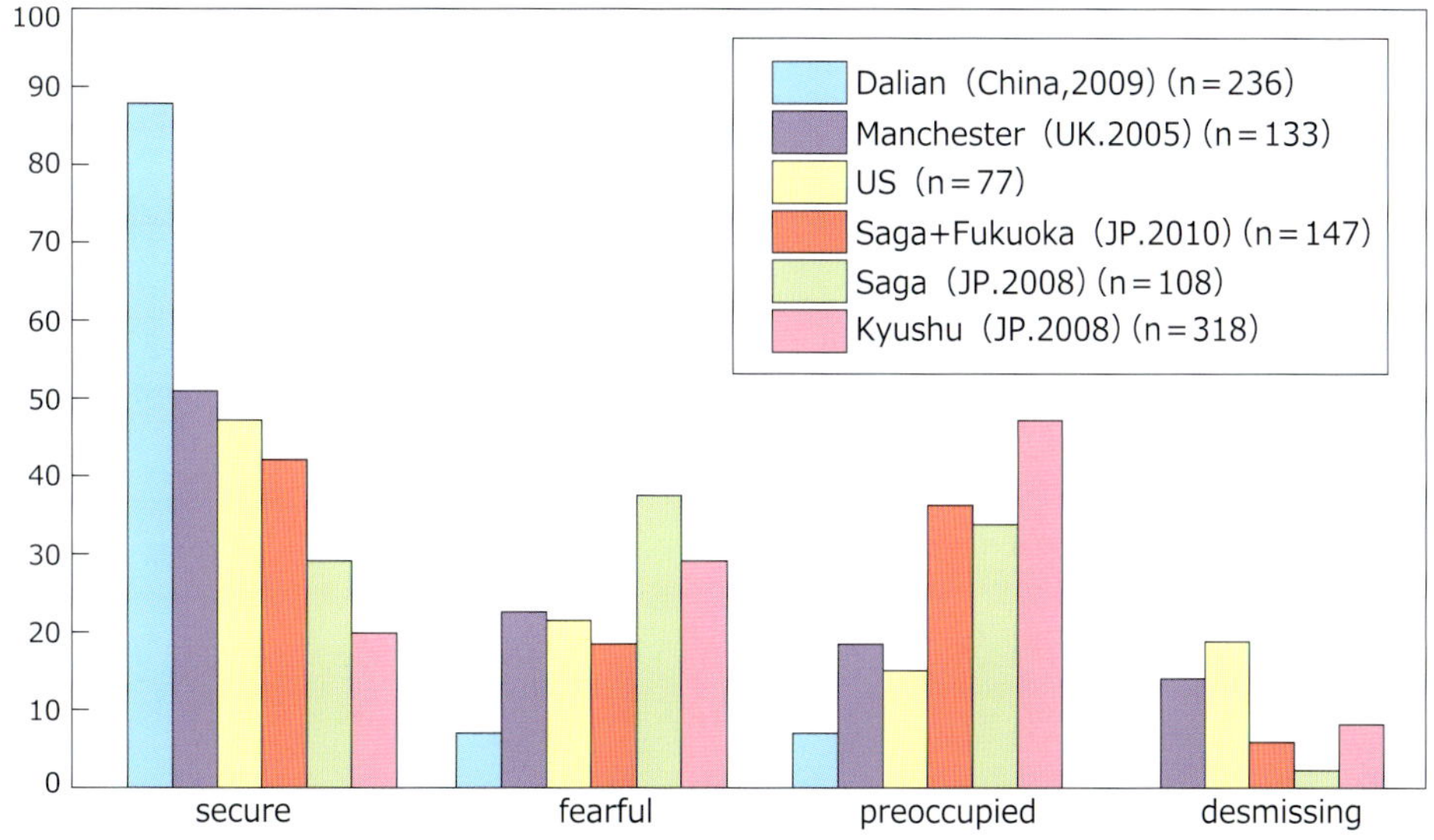

図２　日本および諸外国の大学生における人間関係の比率
（secure：安定型、fearful：恐怖型、preoccupied：とらわれ型、desmissing：拒絶型）

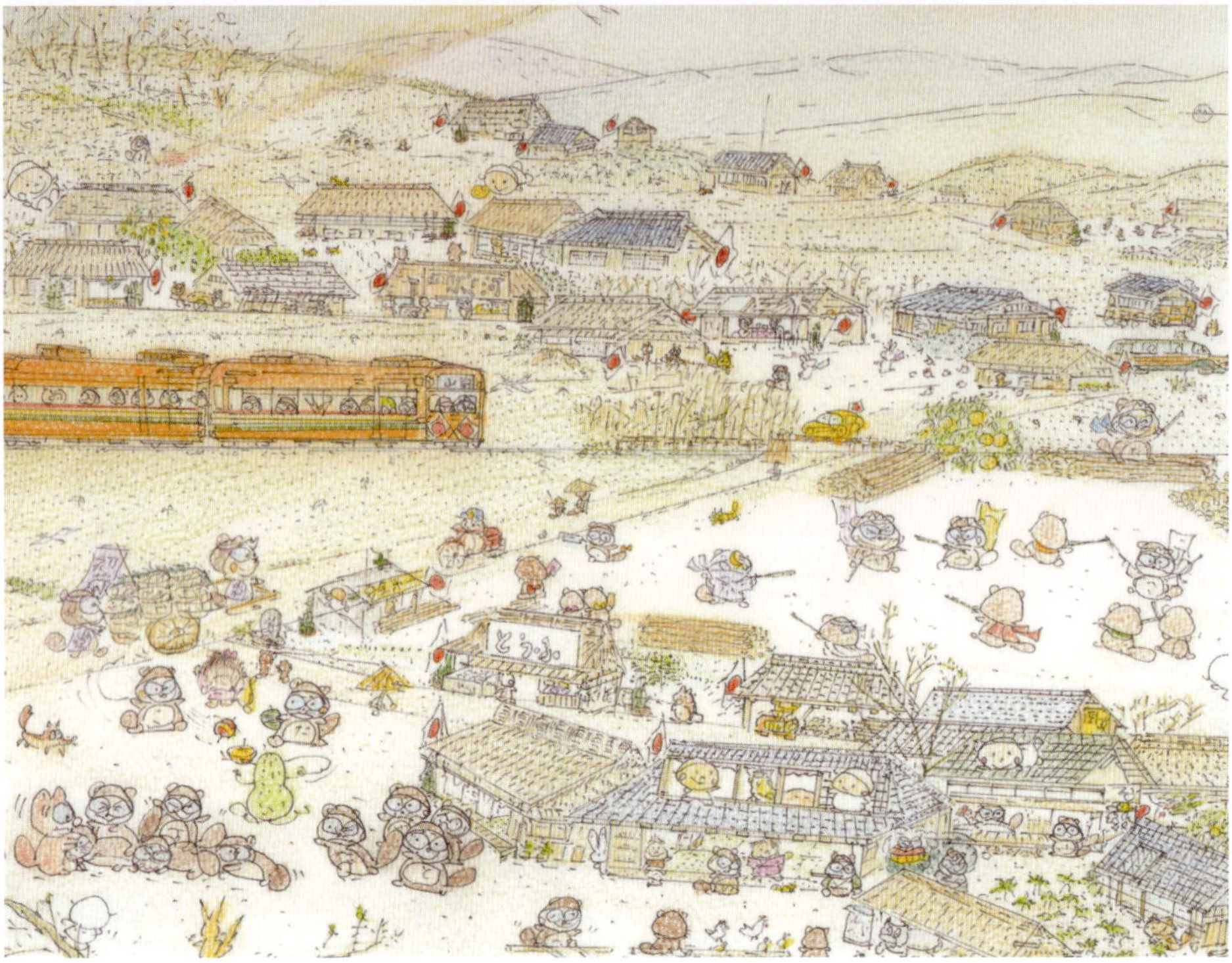

のほほんと　行ってみましょか
　どこまでも陰と陽は　心と体

無条件　今の乱れた　時代ほど
　身にしみることは　ないだろう

できふでき　それよりこころが　大事だと
　あなたもわたしも　いっている心

心根の　ねっこを育てる　親がなし
　子供も親も　あらそってどうする

それでよし　わからんもんはわからんと
　わかるまでまつこと　たいせつじゃ

情が低い国民性にくわえて、子どもの行動に批判的な親や人間関係の希薄化による社会的なつながりの低下（decreased social connectedness）がそろえば、日本の大学生は他の国の大学生と比べて、うつ状態、うつ病に罹患しやすいといえるでしょう。最近、日本人の人間関係が希薄化し、人間関係における免疫力が弱くなり些細なことで自信を失う「こころアレルギー」の現象が見受けられます。こころアレルギーとは無意味に自分を責め、自信喪失状態に陥り、対人関係を維持できづらくなっている状態で、自分をわけもなく無意識に攻撃し、自尊心が著しく傷つけられ、低下している状態です。この背景には、台湾の報告でも指摘されていますが、両親が子どもに批判的なメッセージを与えすぎる傾向（被批判感情　perceived　criticism）に問題があるとされています。欧米の日常会話では、「Perfect」「Good」「Excellent」「Fine」などのポジティブな褒め言葉が頻用されますが、日本ではどちらかというと「ダメ」「違う」「つまらん」などのネガティブな言葉を知らず知らずのうちに、子どもたちに投げかけているような気がします。また、一方では、日本人は自分に対しても、他人に対しても、ポジティブな面よりも、よりネガティブな面を見ているような人が多いような気がします。これから私たち日本人がより自信をもって人と接することができるようになるには、幼い頃より褒め言葉のシャワーをもっとかけてあげることが重要ではないかと感じています。

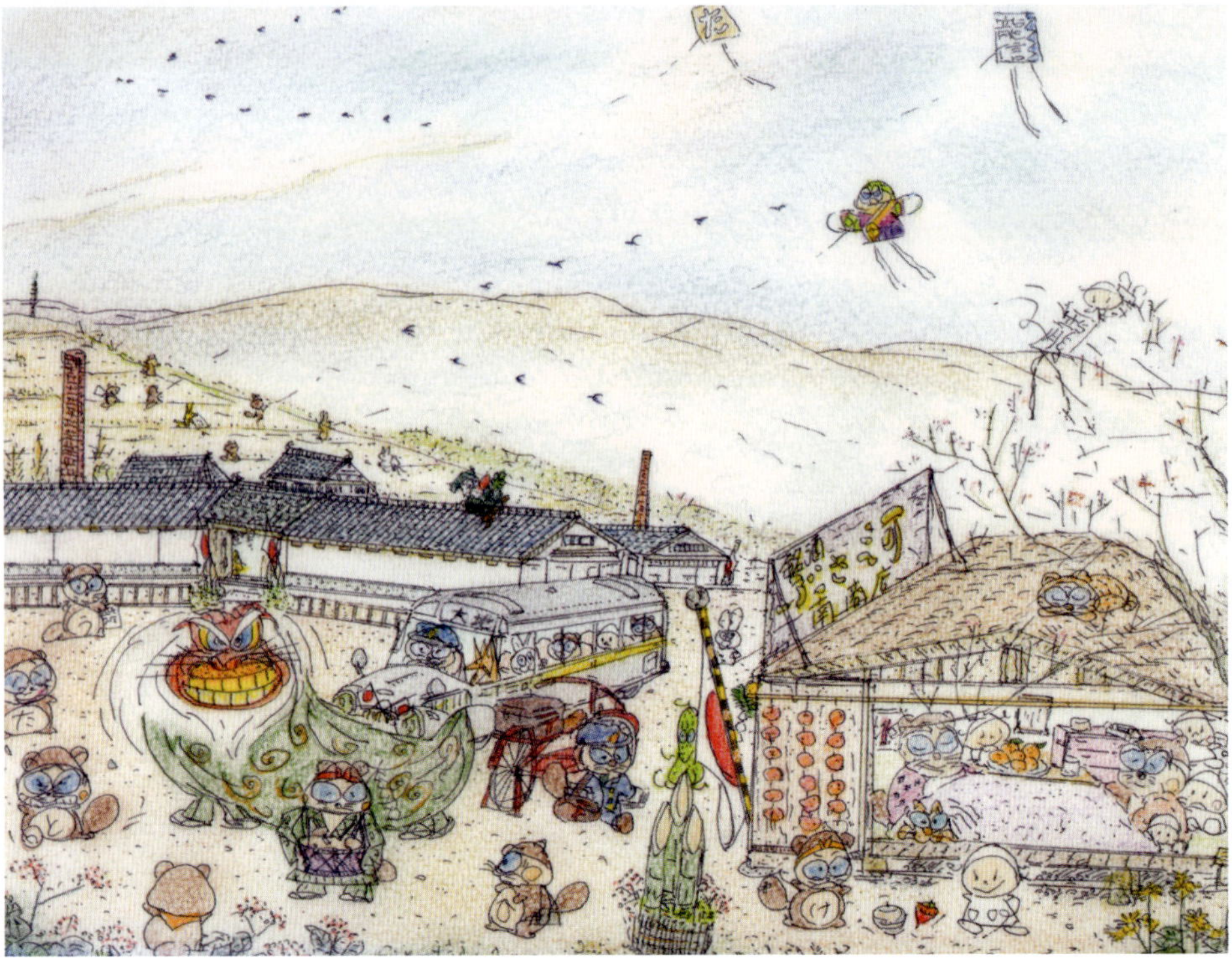

春雨や　いつまで降る降る　春雨の
痛さ身に染み　時機を待つ

笑顔には　いたさむなしさ　かなしさの
影があるから　光立つ

かなしきや　痛き分身　なぐさめて
しっかりけりつけ　まいろうか

楽しきは　後にとっておこうかと
夕日を見つめ　明日を待つ

ひとさまの　じじょうはよくは　しりませぬ
さりとてわたし　あかごなり

5　「菊と刀」と「甘えの構造」から考える

ルース・ベネディクト（1887－1948）の著書である「菊と刀」によれば、西欧は「罪の文化」すなわち、道徳の絶対的標準を説き、良心の啓発を頼みにし、内面的な罪の自覚に基づいて善行を行う、と記載されています。一方、日本は「恥の文化」と比喩され、人前で嘲笑されたり、拒否されたりすることによって恥を感じるので、恥をかかないようにと、外面的な強制力になる（世間の評価をたえず気にする）。この日本人にみられる特徴は、現在の大学生に顕著に認められます。

さらに、ベネディクトは、「世間体と日本人」の記述で、５つの特徴を述べています。①直接的な競争を最小限度にとどめる、②できるだけ屈辱を感じる機会が少なくなるように事柄を処理していく、③過度に傷つきやすい国民の病である、④日本人はややもすれば、抑うつに陥りやすい、⑤最後は他人を滅ぼす代わりに、自分を滅ぼす結果となる、と記載しています。

抑うつや自殺の問題は、最近、大学生におけるメンタルヘルスにおいて、重要な問題として位置づけられ、学会や研究会で議論が継続されています。

日本の文化人類学者および精神病理学者として有名な土居健郎（1920－2009）の「甘えの構造」から日本人論を考えると、興味深い記載がありました。日本人は他国と比べると、非常に世間体を気にする民族。日本人は呪術的に「すみません」という言葉を使用する。これは、あらゆる人間関係を修復する呪術用語。日本に滞在した外国人の印象では、「すみません」はどんな問題も解決する魔法の言葉。「すまない」と

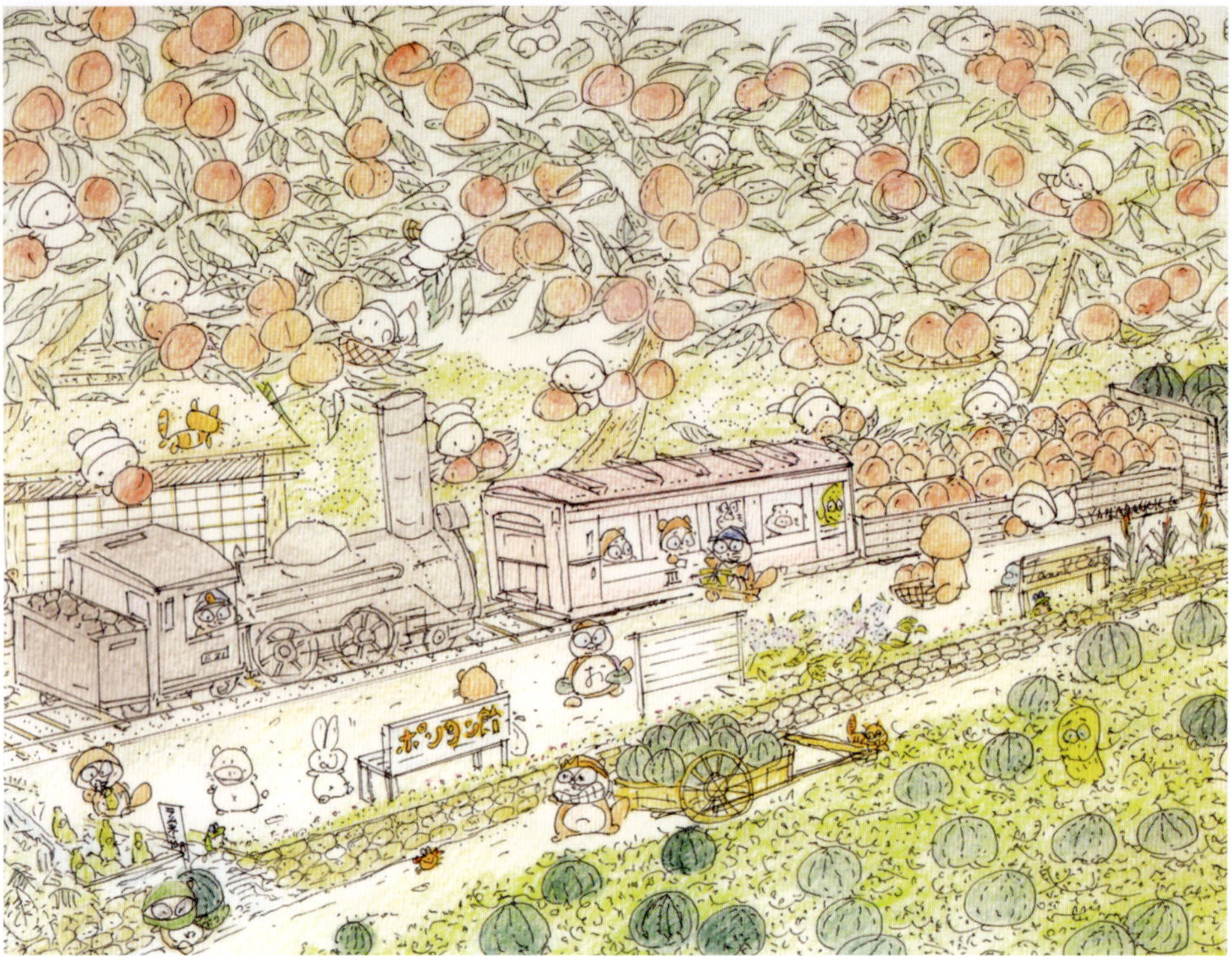

海のそこ　ゆらゆれて　いつの日か
お魚達と　ご一緒に

かげひなた　いつかは表裏一体と
なってやさしさ　真となる

雨よ降れ　降って私の涙消せ　雨もしずくと
一緒だろ

雨や風　ふかなきゃお花育たぬよ
日照りばかりじゃ　お粗末さ

苦しさや　いつかは晴れて　虹色の
うつくしひかり　お見せあれ

相手にいうことは、これからの関係を気にする用語であり、相手に対して、すまないと思う事は、相手に傍若無人だと思われたくないということ。つまり、今後も甘えたいと思うこと。外国人にはあり得ないと述べています。大学生においても、友人への過剰な配慮に悩む学生は多く、傷つけたくないがために携帯電話でしか本音がいえないコミュニケーション不全の学生が増えています。

6　これからの対応

以上のようにメンタルヘルスが低下している最近の大学生をサポートするには、3つのアプローチがあると筆者は考えています。①運動のすすめ（運動は自尊感情を高める、動物実験で脳内のセロトニンを増加させることが証明されている）、②自信づけ（クライエントの思考や行動におけるポジティブな面に目を向けさせ、褒め、自尊感情を高める）、③共同生活shared houseの重要性（一人ではなく、集団で行動および生活する体験をもたせる、共同生活が不能なら、クラブ活動の参加を促す）です。

このような働きかけは、うつ状態に陥っている学生に対し、SSRIや抗不安薬による薬物治療に加えて心理的なとらえ方の変化をもたらし、最終的には薬物治療だけに頼らず積極的に自分で治していくという姿勢を引き出してくれるものと考えられます。

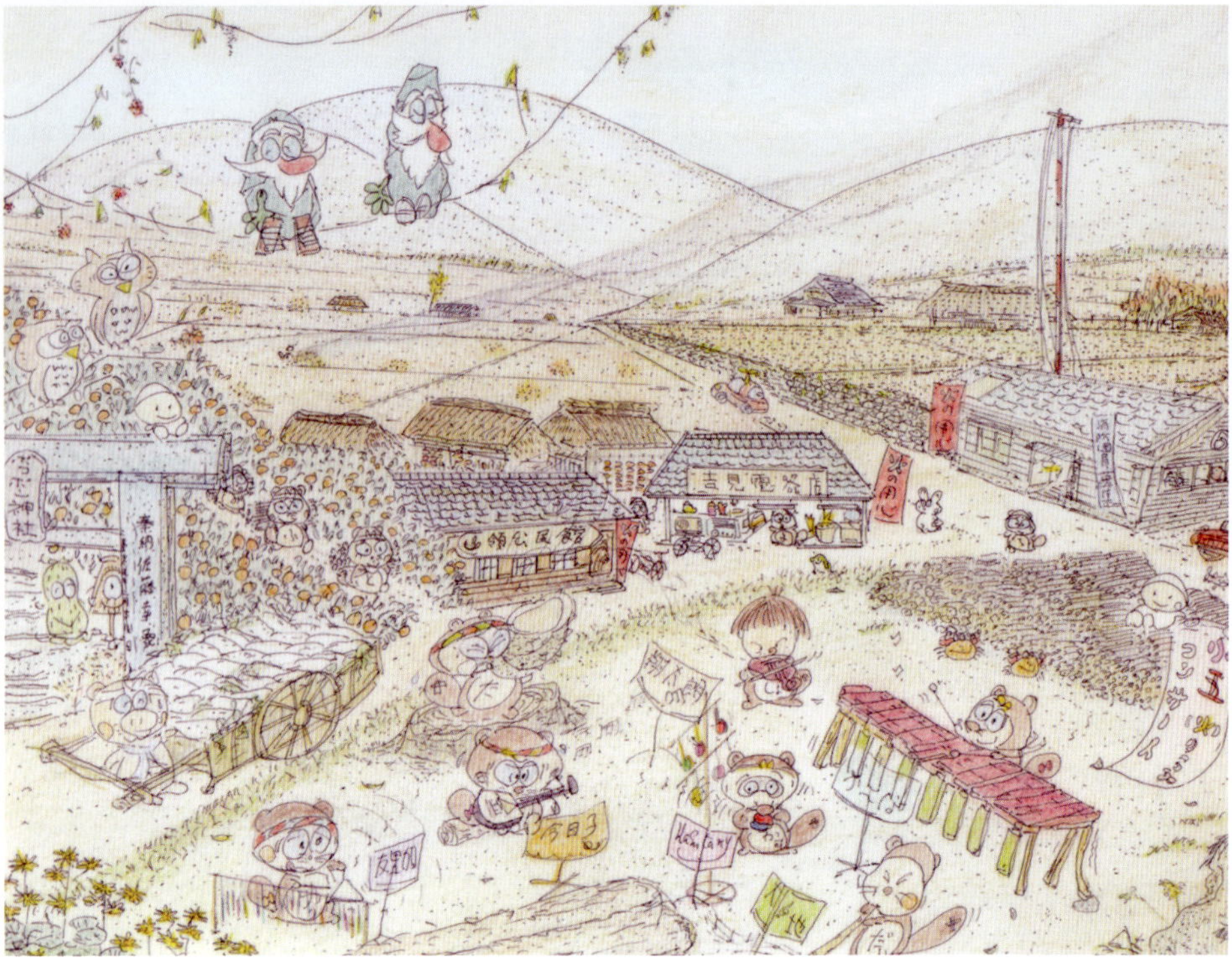

人はみな　だれかのおかげで生きている
そんなことも　忘れたか

ひとりでは　ないと叫んで抱き締める
それがどれほど　癒しになるか

悲しみは　抱えるよりももとを立つ
そっと寄り添って　聞いてみよう

むなしさや　泣け泣け叫べむなしさよ
私はずっと　そばにいる

寝ていても　想像力で旅をする
わたくし　いわゆる自由人

第２章　こんな症状にご注意を！

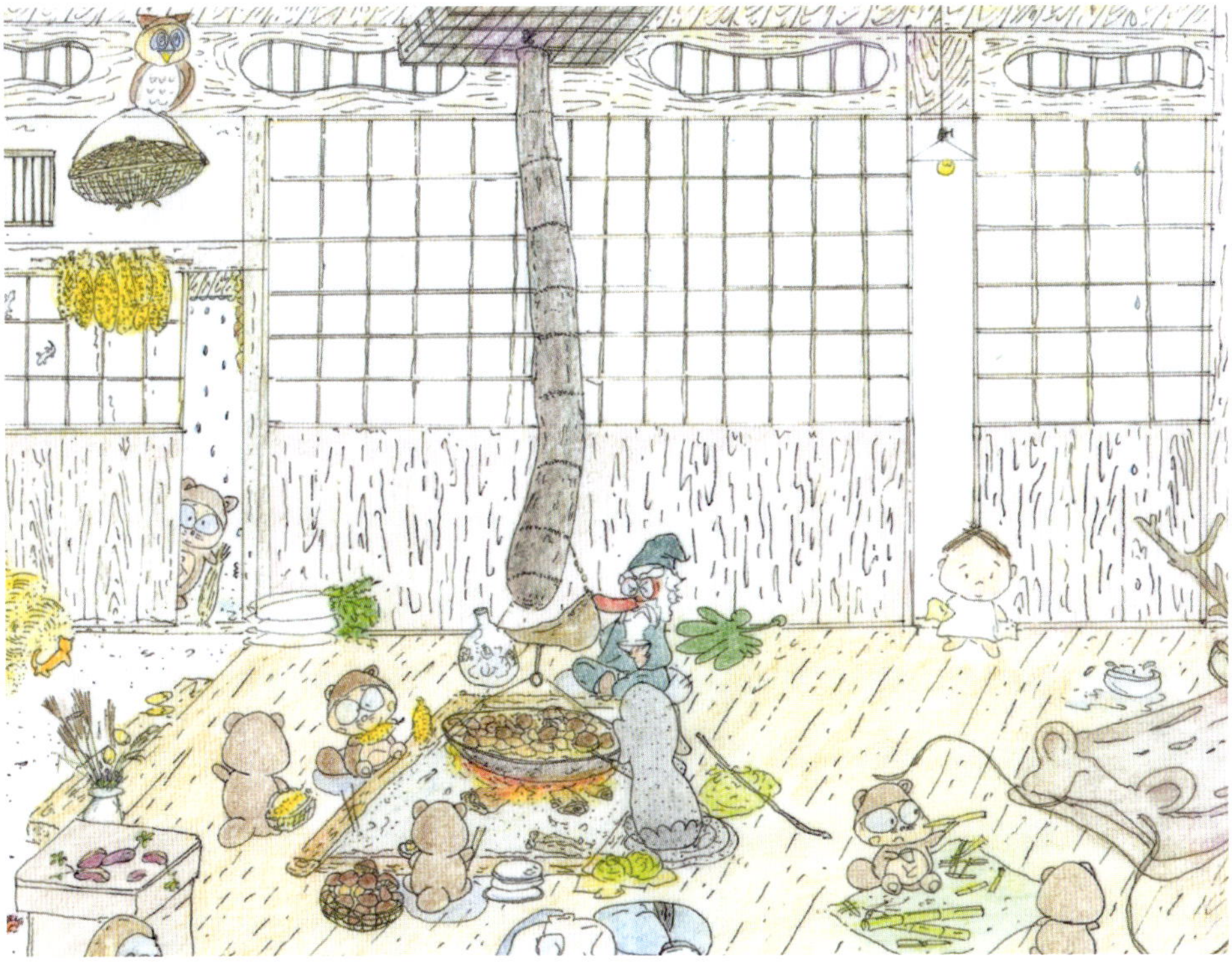

2006年度の大学新入生を対象に、メンタルヘルスに関する健康調査を行いました。1,062名から得られた結果は全く意外でした。「同じことが頭に何度も浮かんできて、何度も確認したり、同じ行動をとってしまうことがあります」430名（40.5%）、「相手の気持ちばかり考えて、自分の気持ちをうまく表現できなくて困っています」274名（25.8%）、「勉強やいろんなことに集中できず、自信がなくて、自分がダメ人間だと考えています」179名（16.9%）。この結果から考えられることは、世の中の規範がより一層厳しくなって、人は自分の考えや行動に自信が持てなくなり、何度も確認するようになったり、一方で周囲の気持ちを察しすぎて、言葉に慎重になり、最終的には自分がダメ人間というネガティブな像を抱いているのではとの危惧です。そこには、世の中があまりにも完璧性を求めすぎるために病んでいる人間像を描かざるを得ません。

昔は、「まあまあ」「ほどほど」「適当に」などの中間的な生き方を良しとしてきた時代があったと思います。社会の要求水準が高くなりすぎて、規制が厳しくなりすぎると、社会の過剰な要求に応えようとする人々が当然、増えていきます。そこでは、いつも100%を求めていくこと（完璧性）が理にかなったことになりますが、もしそう行動すれば、必ず０%に陥ってしまう（うつ状態）可能性が高くなります。そこには、いわゆる二分立思考（０１思考）および行動があります。「中間がない」「適当にできない」といった悩みをもつ人々が増えています。その典型的な行動が、何度も確認したりする強迫性障害（潔癖症）や携帯電話のメール中毒、適当に食べることができない過食症や拒食症などで、極端化すれば、暴力や殺人などの社会的問題行動が生じることもあります。

社会全体が適当に生きることを要求していないため、人は必然的に徹底した生き方を求めていきます。職場や両親の求めるものが高すぎると、問題はさらに深刻となって・・その状況から逃げたいと思っても、過剰な要求に応えることができずに疲れ果ててうつ状態に陥ると、そこから抜け出すことができなくなります。うつ状態に至ると、もうそこから離れるだけの勇気と元気は失われてしまい、最終的には、不眠、不安、抑うつ、被害念慮、攻撃、衝動などの症状へ発展し、突然欠勤、不登校状態や社会的な問題行動に陥ってしまいます。自分が情けなくなり、涙が理由もなく流れたり、自分はつまらない、申し訳ない、恥ずかしい、人前に出れないなど、自尊心が著しく低下して・・家族、職場、学校および友人によるしばり、母子分離や自己確立不全、完璧性や強迫、人と人との差異性を認識できない、対人恐怖などに悩まされていきます。

ここで大切な対応は、持続する過度の緊張を緩めるために、「まあまあ」「そこそこ」「適当に」「ほどほどに」といったスタンスを取り戻せるように、温かく援助してあげることでしょう。自分を疲れさせない生き方をする、頑張りすぎない、適度に適当、手抜き、好きなことをするなど、「あるがまま」「ありのまま」の生き方を取り戻すことにあります。最終的には、周囲に過剰な期待に応えようとしている自分自身に気づき、それを捨てきれるかどうかにかかっていると思われます。

さて、それではここでうつ状態にみられる大切な症状を10個取り上げてみます。自分がどの程度該当するか、□をチェックしてみましょう！３つ以上あったと思われる人は、うつ状態の前段階にあると思ってよいでしょう。早めの自己管理が必要ですよ！

□1　朝起きて職場（学校）へ行くのが辛く、休みたいんですが。

「私の布団（ベッド）の周囲は重力が２倍ほどあるように感じます」「朝起きてみたら、水飴の中に暮らしているように感じました」など・・・うつ状態に陥っている初期症状は、朝が本当に辛いという体験です。こころも身体も思うように動きません。たとえ目が醒めていてもうとうとして、いつの間にか昼になって、職場や学校へ行きそびれたという体験者は数多くいます。また、一度無断で休んでしまうと、緊張がとれてしまったのか、月曜日行けなかった場合はその週全部を休んでしまう人がいます。自分に求める完璧性が高すぎるからでしょう。「まあ、いいか、午後から出勤しよう」という楽観的なものの考え方をする人はうつにはならないでしょうが・・・

私の考え方は、どうもうつ状態に陥ると、６時間くらい時間がシフトしているような感じがします（気分の日内変動）。だから、今まで６時に起きていた人が正午に目が醒めるようになり、夜は意外に元気で、寝付く時間も深夜２時とか３時になります。つまり、太陽と自分の生活リズムがバラバラとなって、ずれてしまっているようです。ただ、元気な時間もありますので、どうしても周囲には理解しづらい面があって、病気として受け止めてもらえない場合が多いようです。「時間のズレ」という理解が大切です。

気分の日内変動はどのようなサインを手がかりに理解することが可能でしょうか。言葉が流暢に話せるかどうか、そのサインが気分のレベルと関係しているようです。

（Porterfield T, Cook M, Deary IJ, Ebmeier KP : Neuropsychological function and diurnal variation in depression. J Clin Exp Neuropsychol 19:906-913, 1997)

□２　なかなか眠れなくて、困っています。朝も早く目が醒めるんです。

この症状も「時間のズレ」に関連する内容です。夜は何時になっても寝付くのが難しくなります。たとえ寝ていても睡眠は浅く、小さい音でも目が醒めてしまいます。また、一度目が醒めると、再度寝付くことができづらくなります。朝早く目が醒める症状を早朝覚醒と呼んでいますが、うつ状態の典型的な症状です。

人のさまざまな機能は、自律神経の働きによって調節されています。一般的に昼間は交感神経が働き、夜間は副交感神経が働くことによって、覚醒と睡眠の調節が行われています。しかし、この調節機能がうまく働かないため、頭では夜と朝の区別がつくのに身体の方がついていかず、夜は眠るという当然の機能が崩れてしまいます。夜は静かに横になるはずですが、うつ状態になるとかえって元気になる人が多いようです。

一方では、過眠タイプの人もいます。冬にうつ状態に陥る人（冬季うつ病）は一日中寝ていて、眠れないというよりはむしろ眠りすぎてまるで冬眠しているかのようです。いずれにしても、睡眠覚醒を調節している何らかのメカニズムが故障しているといえるでしょう。

隣の国である韓国（南部）の調査では、睡眠障害の出現頻度は５人に１人で、その症状の具体的な内容は、入眠困難（４%）、熟眠困難（11.5%）、早朝覚醒（1.8%）

であったと報告されています。非常に高い頻度にみられますが、うつ病の初期症状との関連が強く、早めに治療を受けることが大切です。今は習慣性にならない睡眠導入剤があります。一般医でも処方してくれるので、気軽に受診されることをお勧めします。（Ohayon MM, Hong SC: Prevalence of insomnia and associated factor in South Korea. J Psychosom Res 53:593-600,2002）

□3　食欲がなくて、体重が減りがちです。

食欲低下は最もよくみられるうつのサインの１つです。1日に１食とか２食しかとれないことも多く、無理に口の中に押し込んでいるという感じで、ただ食べているだけという人もいます。味覚がなく、「砂を噛むような」という表現もよく聞きます。特に、うつの時期は、朝方の気分が悪いので、朝食をとらない人が多くみられます。食事について尋ねると、「お腹が空きません」「食べたいと思いません」「食べても美味しくないです」「時間になると義務で無理に食事をします」などの訴えがみられます。

食欲について詳しく尋ねると、「いつも食べているごはんをみると、ムカーとします」という答えが返ってきます。パンであれば、食べることができるという人や麺類だけを食べている人もいます。ごはんであれば、お茶漬けにしてどうにか食べれる人もいました。おかずの嗜好性も変化することが多く、バランスよく食べずに同じものばかり食べているようです。特に、甘いものがほしくなる人もみられ、チョコレートだけを毎日食べている人もいました。どうも、チョコレートはうつ気分を改善させる作用があるといわれています（Benton D, Donohoe RT: The effect of nutrients on mood. Public Health Nutr 2:402-409,1999）。

実は、うつや不安が大きくなると、チョコレートの摂取量が増える方がいます。チョコレートには元気を与え、集中力を増す作用があるようです。また、チョコレートの成分であるカカオに軽い精神安定作用があることが示されています。チョコレートを摂取することで他の物質（アルコールなど）に耽溺することもないことから、食欲が落ち、摂取カロリーが低下している時などには、しばらく食べてみるのもよいでしょう。(Dallard I, Cathebras P, Sauron C, Massoubre C: Is cocoa a psychotropic drug? Psychopathologic study of a population of subjects self-identified as chocolate addicts. Encephale 27:181-186,2001)

□4　相手の気持ちばかり考えて、自分の気持ちをうまく表現できなくて困っています。

「自分の本音が伝えられない」「自分の気持ちを抑えてしまいます」「不満や不平はたくさんあるのですが、それを表現せずに、自分の中にしまってしまうのです」と自分の気持ちを無理に押さえつけて、こころの奥に溜め込んでいる症状は、うつ症状の典型です。

感情表現が乏しい人における臨床経験を背景に、1967年にアメリカの精神科医、シフネオスSifneos PEにより提唱された概念として「alexithymia」があります。ギリシャ語のa=lack　lexis=word　thymos=emotionに由来する造語で、情動を表すことばが欠けていることを意味します。当初、我が国では、「失感情症」と訳されていましたが、感情そのものの欠如と誤解されやすいために、その後「失言語化症」や「失感情言語化障害」といった訳語が考えられました。この現象は、心身症患者さんの力動的精神療法に取り組んだ結果、そこでの症者の反応に神経症者の場合と著しく異なる印象が指摘されたのです。すなわち、想像力に乏しい、自らの情動を述べるに適切なことばをもたない、感情や内的体験の代わりに事実関係の細部を長々と述べる、治療に必要な人間関係を発展させ、内的変化をもたらすことが困難であるといわれています。こうした特徴を心身症者の本質的な現象であるとし、失言語化症という語で表されたわけです。

以上の知見を背景に感情抑制、失言語化症、病気行動はそれぞれ密接な関係にあることを指摘し、失言語化症の方とは感情の言語化が困難で、身体疾患の確信が強く、心気的で、感情抑制および感情障害やイライラ感がみられ、性格特性による相互作用によって生じるものだといわれています。このような考え方は、うつ病の方が自分の気持ちをそのまま表現することが難しく、いつも相手を傷つけないように配慮し、言葉を選択しながら、スリットを通して話している傾向がみられます。思いのたけを語ることができる場面を設定してあげることも、うつ病の患者さんの心理的治療において重要です。

原因不明で胃腸の具合が悪くなる障害はfunctional gastrointestinal disorders（FGID）と呼ばれています。FGIDがどのような要因と関係しているかを調査した結果、不安やうつよりも、失言語化症と最も相関したという報告があります。但し、予後の判定には、失言語化症とうつが良い指標になるようです。(Porcelli P, et al: Alexithymia as predictor of treatment outcome in patients with functional gastrointestinal disorders. Psychosom Med 65:911-8,2003)

□5　わけもなく涙がポロポロ浮かんでくることがあります。

普段、苦しい辛い気持ちを抑えておられるのでしょう。人の前では涙を流すことは恥ずかしいことと思われがちですが、「今、あなたが置かれている立場は大変でしょうね」と声をかけると、止めどもなく涙が流れてくるうつ状態の方は多いです。診察室ではいつもティッシュを準備しています。自分の辛い気持ちがやっとわかってもらえたことで、やっと自分の自然な気持ちが表現できたともいえます。そして、涙を表現できたことで、気分が大分楽になったと語られます。涙を表現されている間、しばらく沈黙が続きます。その沈黙の間、私もつられて涙が浮かぶこともあります。そして、お互いの関係が身近な存在に感じられ、自分の悩みを語り始めます。涙は互いの緊張が解かれるアイスブレーキングice breakingの役割も果たしているのでしょう。そのプロセスを通して治療者との信頼関係が生まれ、今まで誰にも語れなかった辛い体験を駆け引きもなく表現できるようになるのです。そこには治療者として多くのことばを必要としません。ただ、静かに患者さんの表現を見守ります。これまで誰にもいえなかったこと、伝えられなかったこと、わかってもらえなかったことが、少しずつ表現されていきます。そのこと自体が治療的な意味をもっています。涙は過去の辛い体験がその場で凝集されたように表現されているともいえるでしょう。

若い人の診察では、両親の愛情の変化に敏感なような気がします。両親の問題が深刻な場合、与える影響は大きく、物の考え方が粗雑化するようです。感情のコントロールができなくなって、口をキッと結んだまま涙一つこぼさない人もいます。自然な感情表現そのものも自ら押し殺してしまい、それが慢性化すると不登校の問題も生じているようです。

「涙もろい」というサインは、細かいことを気にしやすい神経質な性格だということを意味していません。うつになりやすい傾向や自己評価が低下しているサインであるといわれています。特に、涙もろさは男性よりも女性によくみられ、15歳を越える頃から、その傾向が明らかになるようです。(Wilhelm K, Parker G, Asghari A:Sex differences in the experience of depressed mood state over fifteen years. Soc Psychiatry Psychiatr Epidemiol. 33:16-20,1998)

□6　仕事（勉強）やいろんなことに集中できず、自信がなくて、自分が「ダメ人間」だと思っています。

「自分は最低の人間だと思います」と語る方がいます。このサインは、自尊心が著しく低下した状態です。いつも出来ていたことができなくなり、それによって自分を責めてしまう。なぜ自分ができないのか、と自分を攻撃するからかもしれません。これまでは何事も完璧にこなしていた。しかし、うつに陥ると、以前やれていたことが全くできなくなってしまう。どう考えても、自尊心がどん底に低下していくことは明らかでしょう。そして、周囲の話が自分を責めているような気がするようになります。

では、このような認知障害はどのようなメカニズムで生じるのでしょうか。私の考えですが、うつになりやすい人はこれまで自分の本来の能力を超えて、120%くらいがんばってきた方が多いのです。そうすることで自分の存在感を確かめてきたように思います。しかし、それではガソリン切れになって、その評価を維持できなくなってきます。もともと人間はそれほどがんばれるようには作られていません。休むときは十分休むという心の余裕が必要なのです。それに逆らって、このような状況に負けまいとさらに努力を重ねると、うつ状態に陥ります。さらには、自分が掲げている高い目標（普段から高い理想をもっている人が多い）に届かなくなっていきます。その結果、自分はつまらない、すなわち理想の自分からかけ離れている自分と直面しなければならなくなるのです。

そう考えると、どうでしょう。理想が高すぎること自体に問題があるのではないかと思います。自分の能力に合ったほどほどの自分というのが大切なのではないでしょうか。いつもの自分、無理をしないで目標に届くような自分を持っていることが大切だと思います。自尊心が低下していくことは、うつによって意欲が低下し、仕事や対人関係を維持できなくなり、その結果として自己評価が低下していくともいえますが、本来、自分に対する理想像が高すぎるために生じた認知の歪みの結果であるとも考えられるわけです。自分の手が届く範囲の少し低いところに目標設定をすれば、もっと楽に生活できるのかもしれません。

軽症うつ病という診断があります。食欲低下や気分の日内変動という症状はほとんどみられず、自分はつまらないと思ったり、心配、イライラ感、無気力などの症状がみられるのが、軽症うつ病の特徴です。一般内科外来で比較的よくみられ、認知行動療法やSSRI（抗うつ薬）が大変有効です。（Banazak DA : Minor depression in primary care. J Am Osteopath Assoc. 100:783-7,2000）

□７　同じことが頭に何度も浮かんできて、何度も確認したり、同じ行動をとってしまいます。

うつ病になる人の特徴としては、いい加減でちゃらんぽらんな性格の人よりも、几帳面で、完璧主義で、責任感の強い人に多いようです。ですから、勉学や仕事でも一生懸命に努力して、周りからの評価の高い人も多いのです。いってみれば、弱音のはけない状況にまで自分を追いつめて病気になるとも考えられます。楽しいことや周囲から見て幸福そうに見える状況でも、本人にとっては苦しく、その役割や責任を全うしようとしてうつ病を引き起こします。

「これでいいんですか。間違いはありませんか」と何度も確認する人、「自分がすべてをしないと誰も援助してくれません」と完璧に仕事をこなす人、このような方によって企業は支えられているのです。一方、責任感がない人は誰でもよくわかっていますので、仕事が回ってきません。結果として、必然的に仕事がどんどん回ってくる人、仕事はほとんどなく昼間からコンピュータゲームに埋没している人と極端に２つに分かれてしまうのです。そして、仕事が回ってくる責任感の強い方が知らず知らずにうつ病に蝕まれてくるのです。非常に矛盾した問題を企業は抱えているのではないでしょうか。

「完璧にやれているか気になる人」のもう一つの特徴は、周囲に気を使いすぎて頼まれると「ノー」と言えない人が多いということです。みんなから頼みやすい人、仕事が出来る人と高く評価される反面、相手のことを配慮しすぎるために拒否できずに、結果として「燃えつきてしまう」ことを診察室の問診の時にみかけます。人が良すぎるのです。また、自分に期待をかけられることで自分の存在感を確かめているような気がします。それは大変結構なことですが、所詮人には限界があります。一人の人にすべてのことができるはずはありません。過剰な期待、それに応えられない自分、その相反する矛盾のために苦しみます。そして、気づいた時には、どの仕事も手つかず、うつに陥っているのです。断る勇気も必要でしょう。人はある程度ルーズな方がよく、完璧にやりこなすことは難しいと思います。

こころの病になりやすい方は、完璧主義を人に見せようとすることに問題があると指摘されています。個人の問題や対人関係において、完璧でない面を隠そうとしていることに問題があり、それが自己評価をうまく調節することに障害が生じているようです。（Hewitt PL, et al : The interpersonal expression of perfection : perfectionistic self-presentation and psychological distress.J Pers Soc Psychol.　84:1303-25,2003）

□8　自分の体型にこだわって、食事を極端に減らしたり、過食したりすることがあります。

うつでは食欲の低下とともに体重も減少していきます。うつ病の場合、体重減少はあくまで食欲低下・食事量の減少から起こるものです。目安としては、過去1年間で5kg以上の体重減少・あるいは気分変調を来たしてから１週間で１kg以上の体重減少がみられる場合、うつ病の可能性が高くなります。もし、食事量が変わらないのに体重が徐々に低下していく時は、がんなどの重症の身体疾患が隠れている場合もあり、内科で精密検査を受けることも大切です。うつとばかり考えて十分な検査を受けないでいると、大きな病気の発見が遅れることもあります。

うつ病の方の痩せ方には、運動によって痩せるものとは違っています。「私の体はお婆さんのように筋肉もあらゆる臓器も弱り、やせ細ってしまいました。それもキレイな痩せ方ではありませんでした」というように異常な痩せ方です。異常な痩せ方の代表として、「多臓器不全」があります。身体の中には多くの臓器がありますが、栄養不良のためにすべての臓器において機能不全が生じ、生命が危険な状態に至る場合です。このような状態に至れば、中心静脈栄養といって、大きな静脈に針を入れてもらい、全身管理を受けなければなりません。その意味でも、うつ病の早期発見は重要なのです。

一方、体重が増加する患者さんもいます。うつ病のなかには、夏にうつ状態を示す夏型より、秋から冬にかけて発症する冬型の「季節性うつ病」と呼ばれるタイプがあります。季節性うつ病（冬季うつ病）は、気分の落ち込みや憂うつ感などは通常のうつ病と同じですが、逆に一般のうつ病患者さんとは異なり、過眠（眠りすぎ＝夜間だけでなく昼間もウトウトする）傾向がみられ、かえって食欲が亢進して体重が増加します。このような患者さんに対して、通常は2,500～3,000ルクス（最近では10,000ルクスもある）の人工光を毎日早朝または夕方に２時間（10,000ルクスの場合は30分）程度照射する「高照度光療法」が有効です。

食欲低下やうつが続き、うつ病と診断された患者さんを長期にわたって観察すると、ごく稀に後にがんが発見されることがあります。このようなうつ病は「警告うつ病」と呼ばれています。体重減少がみられ身体検索に異常がないと、うつ病と即断しがちですが、身体面の変化を長期にわたって観察することが大切です。(Sato, T., Yamamoto, Y., Yamada, K., et al.: Aposematic depressive states- Five cases with depressive states preceding malignant tumors. Jpn J Gen Hosp Psychiatry 12:152-159,2000)

□９　原因がわからない腹痛や胸痛、あるいは息苦しいような症状に悩んでいます。

「便秘です。もう１週間も便がないんです」と深刻に訴えられる方がいます。便が出ないということは本当に辛いことです。いろんな身体症状の中でも最も多い愁訴です。健康な人でも便が出ずに一日憂うつな時間を経験した人は多いことでしょう。人間の最も基本的な機能が障害されることは、うつの患者さんにとってはさらに苦痛です。

便が出るメカニズムも、口渇とおなじように消化管の機能を支配している自律神経の機能によるものです。自律神経は交感神経と副交感神経のバランスによって調節されています。交感神経が働くと、胃腸の動きを抑制する作用と消化液の分泌を抑制する作用がみられます。睡眠不足はまさに交感神経の活動が持続していることになり、胃腸の便秘を引き起こす結果となるのです。また、腸は「セカンド・ブレイン」といわれ、第２の脳であり、脳と同じように人間の感情に大きく影響されているともいわれています。脳と大腸との神経連絡は多くなく、自分で独立して機能しているようで、そのため腸自体が外界の状況を察知する能力があるのでしょうか。非常に繊細な臓器といえます。もちろん、抗うつ薬の副作用としての便秘も非常に多いのが臨床の現場での実態ですが、うつによって便秘が生じることも知っておくべきでしょう。

実は、便秘と下痢が反復する過敏性腸症候群という診断があります。ストレスが原因のひとつと考えられており、最近、過敏性腸症候群の患者さんが増えています。日本人の10～15%に過敏性腸症候群の症状がみられます。通勤、仕事、出張などで、不安や精神的ストレスが加わると、自律神経を介してストレスが胃や腸に伝達され、腸管の運動異常が誘発され、腹痛や便通異常が発生します。この疾患はレントゲンや内視鏡により腫瘍、潰瘍、炎症性腸疾患のような異常は見つかりませんが、大腸は正常に機能しない状態です。漠然とした腹痛を伴う下痢や便秘をきたします。1年間に2週間以上に亘って便通異常の症状がみられます。この症状がうつの患者さんにみられることが多いのです。

原因が不明な腸の症状は、うつ、不眠、コーピングなどの心理的な要因と鎮痛薬による影響が、生活習慣や食事の要因よりも大きいことがわかっています。やはり、便秘や下痢は心理社会的な要因が大きく関与しているようです。(Johnsen R,

Jacobsen BK, Forde OH: Associations between symptoms of irritable colon and psychological and social conditions and lifestyle. Br Med J 292（6536）:1633-5,1986）

□10　インターネット、メール、ゲームに熱中して、深夜遅くまで眠れないことがあります。

夜間眠れないことと、夜間になって頭が冴えてくることが重なって、深夜遅くまでインターネットやゲームに熱中する人が増えています。こころの面からみると、自分の思い通りにならない怒りをコンピュータ上で表現しているかのようにみえることがあります。「上司のことばの１つ１つに怒りを感じます。それを家に帰って、家内にぶつけてしまいます。特に、そんなにまで犠牲的にならなくても、といわれると、ひどく怒りを感じてしまいます」。

うつ病になりやすい人は、相手に過剰に配慮しすぎるために気を使いすぎて疲れるわけですが、残念ながら相手にも同様の反応を求めがちとなります。相手からの反応が期待したものと異なる場合、自分のことがわかってもらえないという意味を「怒り」として返しているとも考えられます。いずれにしても、人間が一緒に生活していますので、ある程度の配慮は大切ですが、過剰な場合が問題です。度が過ぎるとその配慮は自然さを失い、自己犠牲的な表現となり、結果として「怒り」として返してしまうわけです。その怒りを人に表現できない場合、インターネット上で昇華されているのかもしれません。

では、どのような生き方がうつ病に罹らず、のびのびと生活できるのでしょうか。それは自分に中心を据えて、自分の思うように生活していくことです。勿論、相手のことを考えることも大切ですが、自分が一体どうしたいのか、そのテーマを最も大切にして物事を取り組むことが望ましいと思います。誰かのためではなく、表面的な地位とか名誉とかにこだわらず、本当にこころの奥でどうしたいと思っているのか、それを見つけることが重要です。実際はそのテーマをもつことは難しいのですが、その目標を見出せるかどうかが人生ではないかとも思われます。

もう１つ、怒りっぽくなるのは現実は自分の思い通りに進まないことが多いからです。うつ病になりやすい方は準備周到ですから、決められた通りに進まないことに苛立ちを感じます。レールから外れることを極めて嫌うわけです。予測のつかない事態が最も苦手です。したがって、突然の事態にこころの準備ができておらず、それを契機にうつ病に陥ることもあります。

さて、ここに掲げた10項目のサインは、うつ状態の前段階をスクリーニングするために筆者が考えた質問票です。日本語だけではなく、英語、中国語、韓国語に翻訳したものもあります（但し、選択肢は４つです）。本書の巻末に掲載しています。この中でいくつのサインが自分に該当しましたか。10項目を10点満点で考えると、３～４点はうつ状態の前段階、５～６点は治療が必要かどうかの診察を受けて下さい。７点以上であれば、しっかり治療を受けて、場合によっては休みを取る必要性も十分考えられます。

これから、どう物事を考えるとうつ状態に陥らずにすむのかを提示したいと思います。

第３章　うつに陥りやすいものの考え方とは？

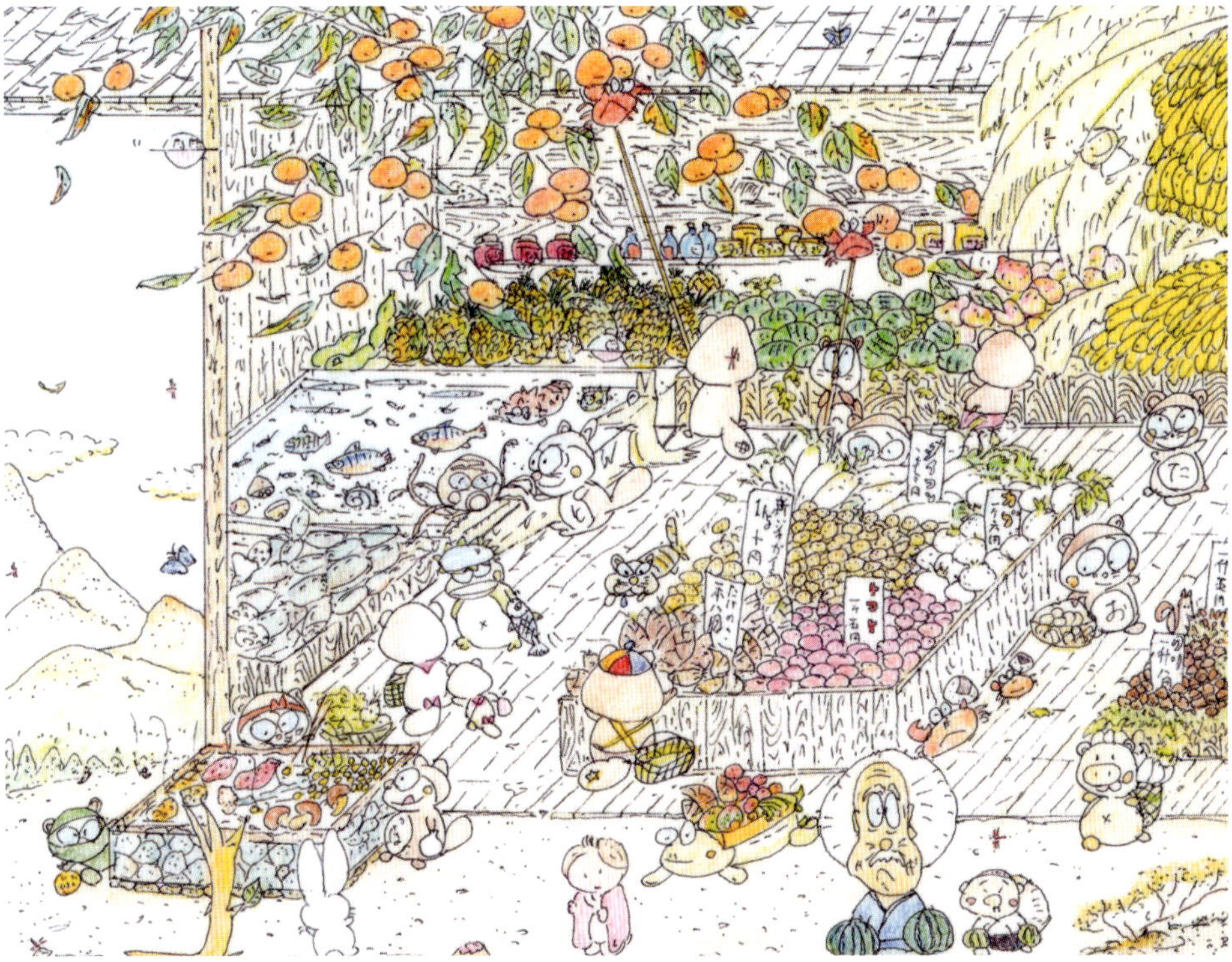

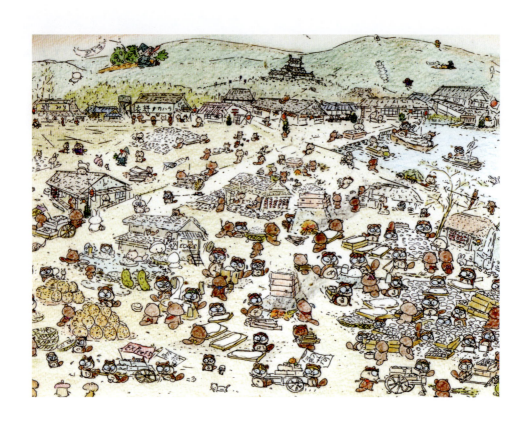

冬景色　慣れればそこは　いとおしき
雪も枯れ木も　あったかい

無の境地　近づくたびに感覚が
研ぎ澄まされて　ほくそ笑み

がむしゃらに　やったところで結局は
己の力量　ちりのごとし

のんびりと　やったらやったで
悔いのこすそんな精神　さようなら

のびのびと　やってられない環境は
己の背伸びの　代弁す

1　うつ病になりやすい人の性格・考え方

同じ環境にあってもうつになる人と、ならない人がいます。つまり、「こころアレルギー」になりやすい性格や考え方があります。古くは、執着性格、メランコリー親和型、循環気質などといわれていたものがそれに該当します。

（1）完璧主義と強すぎる責任感

「何でも完全にできないと、手につかないんです。本を見ても始めから終わりまで完全に読まないと気がすまないので、結局読まないんです」。これはあるうつ病の患者さんの言葉です。うつ状態になりやすい人は、少しずつ作り上げることがどうも苦手な人が多いような気がします。全部を完全に作り上げないと、何もしていないかのような気分に陥りやすいようです。だから、いつまでたっても仕事が終わりません。仕事がたまっていくのも、このような完璧を求める性格が災いしています。

何事も構えれば構えるほど疲れるものです。意気込むとよい結果が得られないのは、普段の生活に限らず、スポーツの世界でもままあることです。例えば、よく「気楽にね！」と声かけしますが、言われた方は必要以上に力が入ってしまうことがあります。

エネルギーはすでに底をついているのに自分に「頑張れ、頑張れ」と言い聞かせ、エネルギーのかけらを無理にでも拾い集めようとして、気づいたときにはうつ状態に陥っていたということになりがちです。完璧主義だと、そこそこ適当に生きていくのはなかなか難しいようです。うつ状態になりやすい完璧主義者の人生は極端で、すご

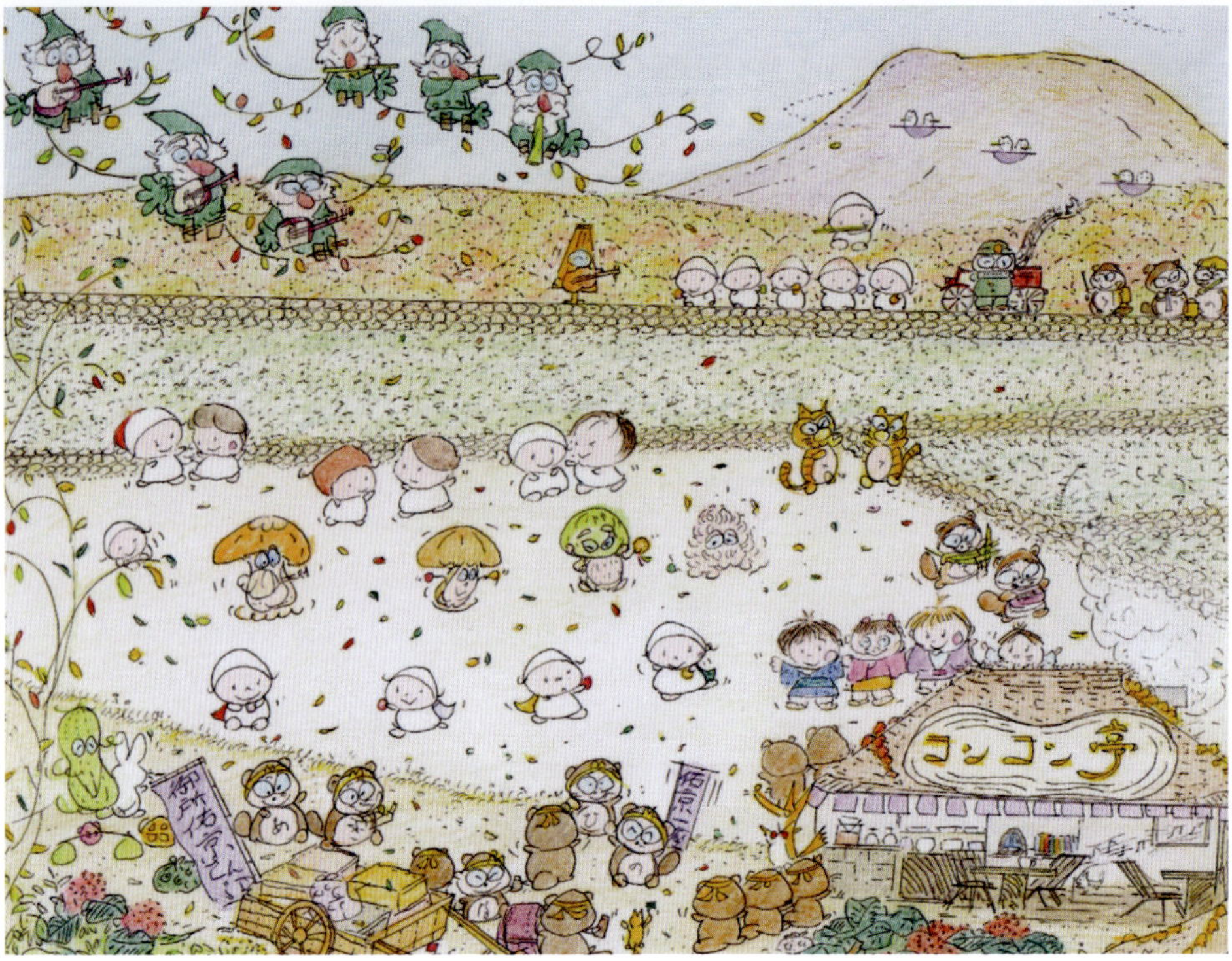

春風は　冬風のごとくふりつける
自然はなかなか　正直だよ

道草を　くったかと思いきや
別の視点　もらっちゃったよ

影を知る　そんな感性と　歩みたい
やさしさだけは　もっていたい

家族ほど　社会をあらわす　ものはなし
自分と家族を　愛してね

夏風や　冬風かと思わせる
そなたのいじわる　お見通し

く頑張っている時期と、全く何もできない時期の両極端な生き方を、知らず知らずのうちに送っているように思います。そのことに気づいていれば、適当に力を抜くことができますが、そうでないとうつ状態を何度も繰り返すことになるでしょう。

「自分に与えられた仕事は完璧にこなさないといけないと思うので、ひどくプレッシャーを感じてしまい、非常に疲れます」。これもある患者さんの言葉です。

物事を完璧に処理していくには適度な責任感が必要ですが、うつ状態に陥りやすい人の中には、あまりにも強すぎる責任感を持っていて、物事がうまくいかなった場合に、すべて自分の責任だと思う人もいます。例えば自分のミスではなくても「部下のミスは自分の責任」だと感じる上司といった具合に、他人の責任まで被ろうとします。

このようなスタンスで仕事に取り組んでいると、失敗を恐れるがあまり大胆なこともできず、決められた道をただ真っ直ぐに走り続けるだけで独創性も生まれてきませんし、柔軟に物事を処理する力も乏しくなります。

うつ病にかかった人に回想してもらうと、「自分は道が決められていないと安心しない」とよく言います。着実な道があればそれを真っ直ぐ安心して進むことができますが、歩むべき道の先が読めないとひどく不安になります。「どうにでもなるさ」といった、いい加減な気持ちにはなれません。つい安全で確実な方法を選択してしまいます。慎重すぎるため、周囲も本人も非常に疲れやすい人間関係を生んでしまいます。

また、うつ病の人は自分の方法を周囲にも求める傾向があるので、一緒に仕事をしている人は裁量を認められることも少なく、仕事の楽しさが半減することでしょう。その一方で、うつ病の人はミスやハプニングが生じても自分の責任で処理するので、

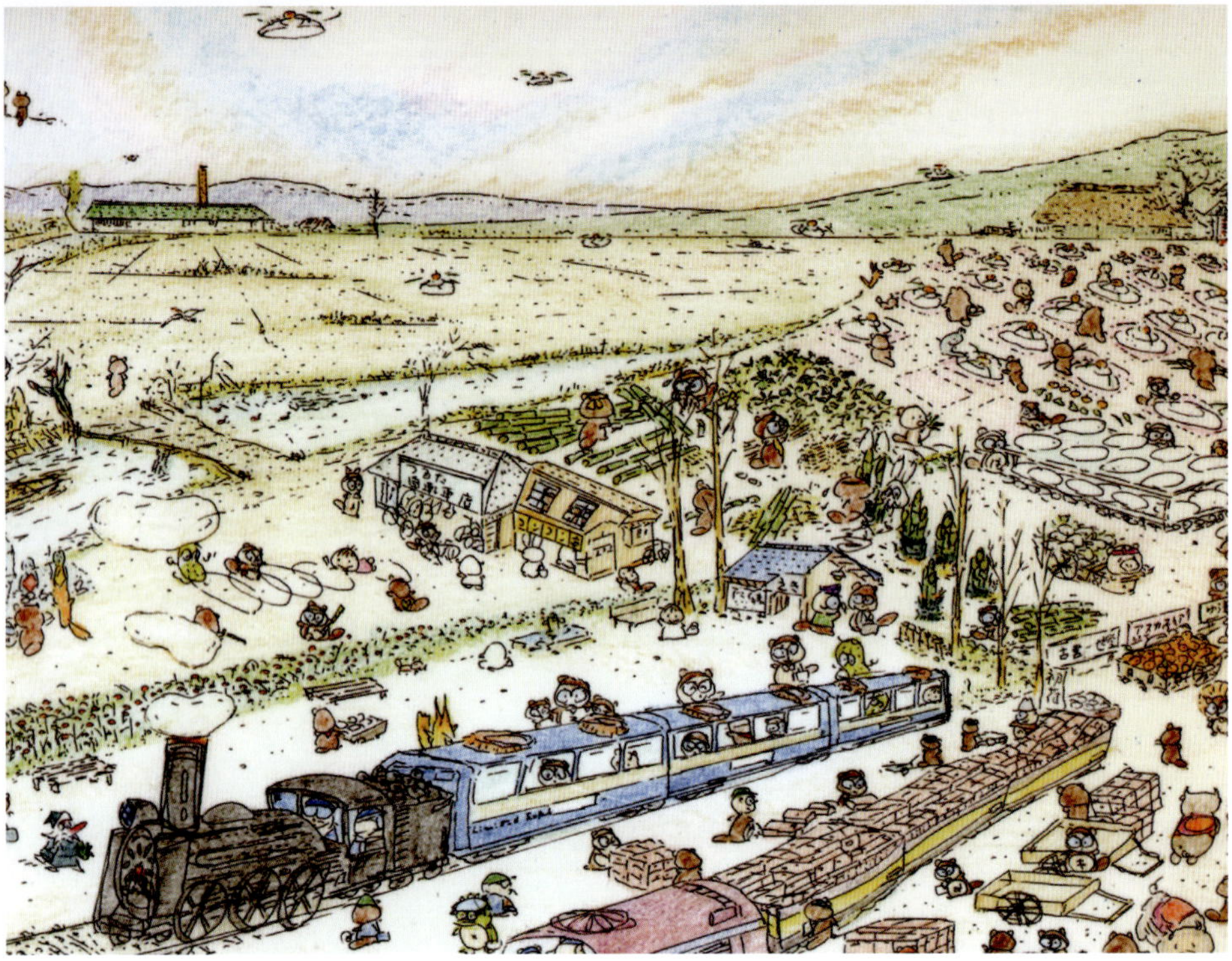

風に舞う　鳥のごとく自由人
時にまいりて歌をよむ

犬猫と　おばかにするな　人さまや
やつらはけっこう　したたかぞ

なにもなし　ひまがあってなにもなし
なにもなにも　なにもなし

はてさてと　思案を考え作為的
結局すべて泡と化す

からっぽで　ずんどこいったらどこまでも
いってしまった　こりゃラッキー！

一緒に仕事をしている人に被害が及ぶことはあまりありません。ただ、みんなで協力してやっていこうという発想があまりないのは残念です。

さらに、予測がつかない事態が起こると非常に不安になるため、もしもに備えて何度も準備をしたり、相手の期待に添えるように過剰に配慮したりします。100m走の選手がスタートラインでずっと待たされているような感じに似ています。意識しすぎは、人を過剰に疲れさせます。この疲れが不眠などの症状に現れやすく、その状態がつづくとうつ病に陥ってしまいます。何事も余裕が大切です。

携帯メール依存や何度も同じことを確認したりする強迫行為、過食症などの心理的問題の根底にあるのも、完璧性を求める性格です。例えば、月曜日に何らかの理由で学校に行けなかったとします。通常の学生であれば、明日から学校へ行こうという考えになりますが、完璧性を求める学生は、月曜日にいけなかったらもうどうでもよくなり、火曜日から金曜日まで学校を休んでしまいます。１点でも曇りがあると、それを許せないのです。その完璧性のために何度も同じ行動をとったり、過食したりして、普通の行動ができなくなっていきます。

「まあまあ」「そこそこ」といった中間的な生き方が大事なのですが、完璧性を求める人はすべてにおいて100%を求めます。実現不可能とは思いながらも、知らず知らずのうちに、自分の手が届かないような理想を求めるのです。その結果、燃え尽きて今度は何もできない状態へと至ります。100%か０%かそのどちらか。70%くらいが一番いいのですが、今の社会は100%を求める傾向がありますから、完璧主義の人はエネルギー不足でダウンしてしまうのです。

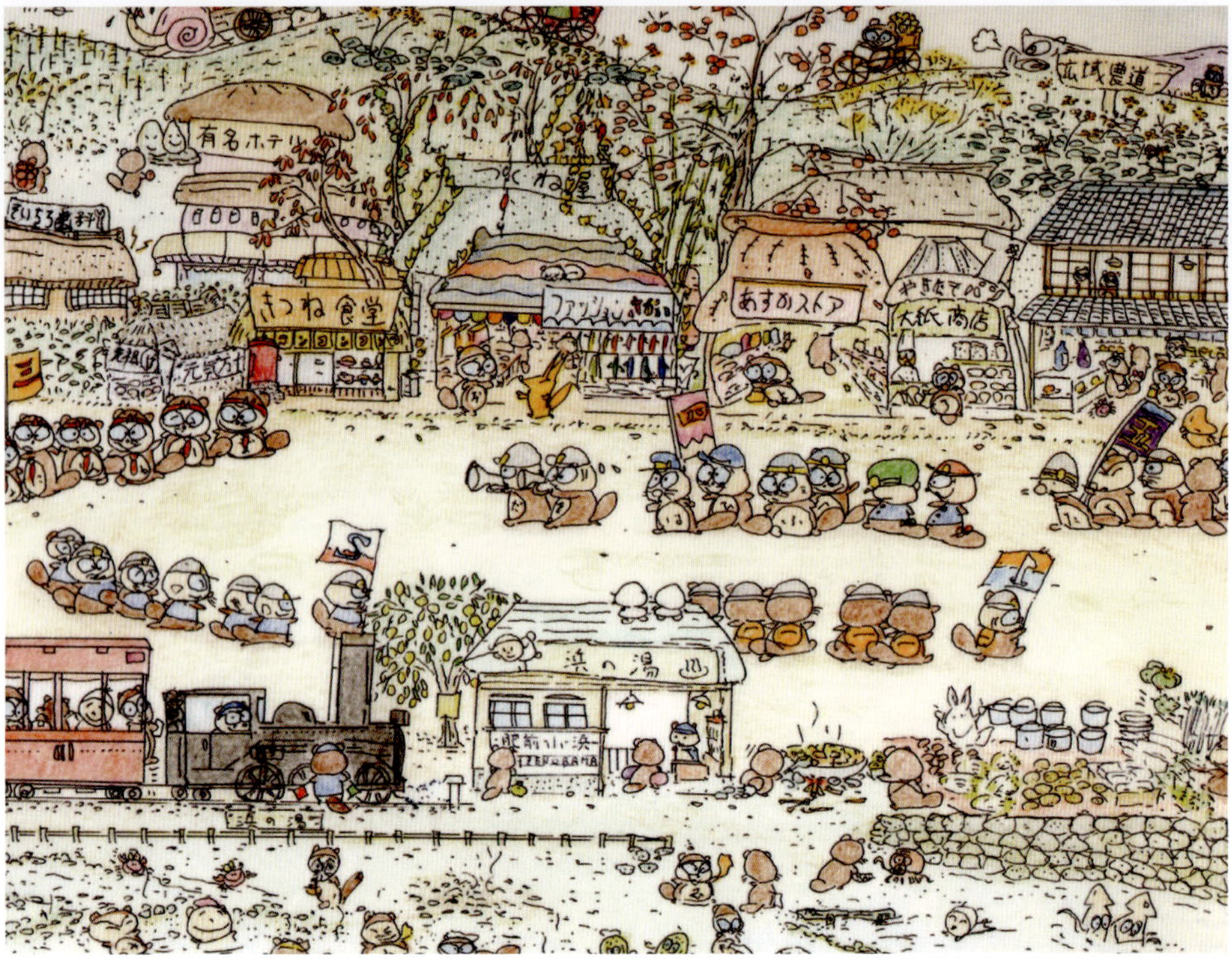

思案とか　作為的はこりゃ奥さん
私の性には合わないのよ

のんびりと　ぬくぬくいったらにこにこと
なっておわった　いっちょあがり！

休むこと　からっぽになる難しさ
なかなか大変　さあ行こう　私の道はこの道だ！

朝起きて　日差しのまぶしきうつくしさ
お差別なくなく　ふりそそぐ

無理矢理に　さがすなかれ　自由人
世はなるように　なっている

私が勤務している大学の学生のケースを１つ挙げます。大学院の修士課程に在学中のある留学生の話です。私は約３年間その学生のうつ病の治療を担当してきたのですが、卒業を前にして退学すべきか卒業すべきかという相談を受けました。学位論文提出日の２・３日前のことです。担当教授から「まだ修士論文を受け取ってないけれど、彼に電話しても大丈夫かどうか」という電話が午後８時にありました。「それでは、本人を交えて相談しましょう」と答えて私は急いで大学へ向かい、学生と担当教授と私で話し合いました。

学生から聞いた話は、私からすると非常に不思議なものでした。なんと彼は１本の論文を200回も書き直していたのです。「まだ自分で納得できる状態ではないから、提出していません」という彼の言葉に、担当教授と私は驚きました。担当教授はざっと論文を見ると、「内容的にはもう十分卒業の価値がある」と彼に言いました。話し合いの結果、無事に彼の卒業が決まりました。

私はいつも70－80%の出来栄えで雑誌に投稿していますので、彼の心理を十分に理解できていなかった、と反省しました。この事件で、うつにおける完璧性とはどれほど大変なことなのかを知ることができました。

（２）罪悪感とうつ

うつになりやすい人は、人がこころの底に本来持っている罪悪感に支配されやすい傾向があるようです。つまり、周囲の人から自分が責められているような錯覚に陥りやすいのです。相手はそんなことを全く思ってないし、自分は何も悪いことをしてい

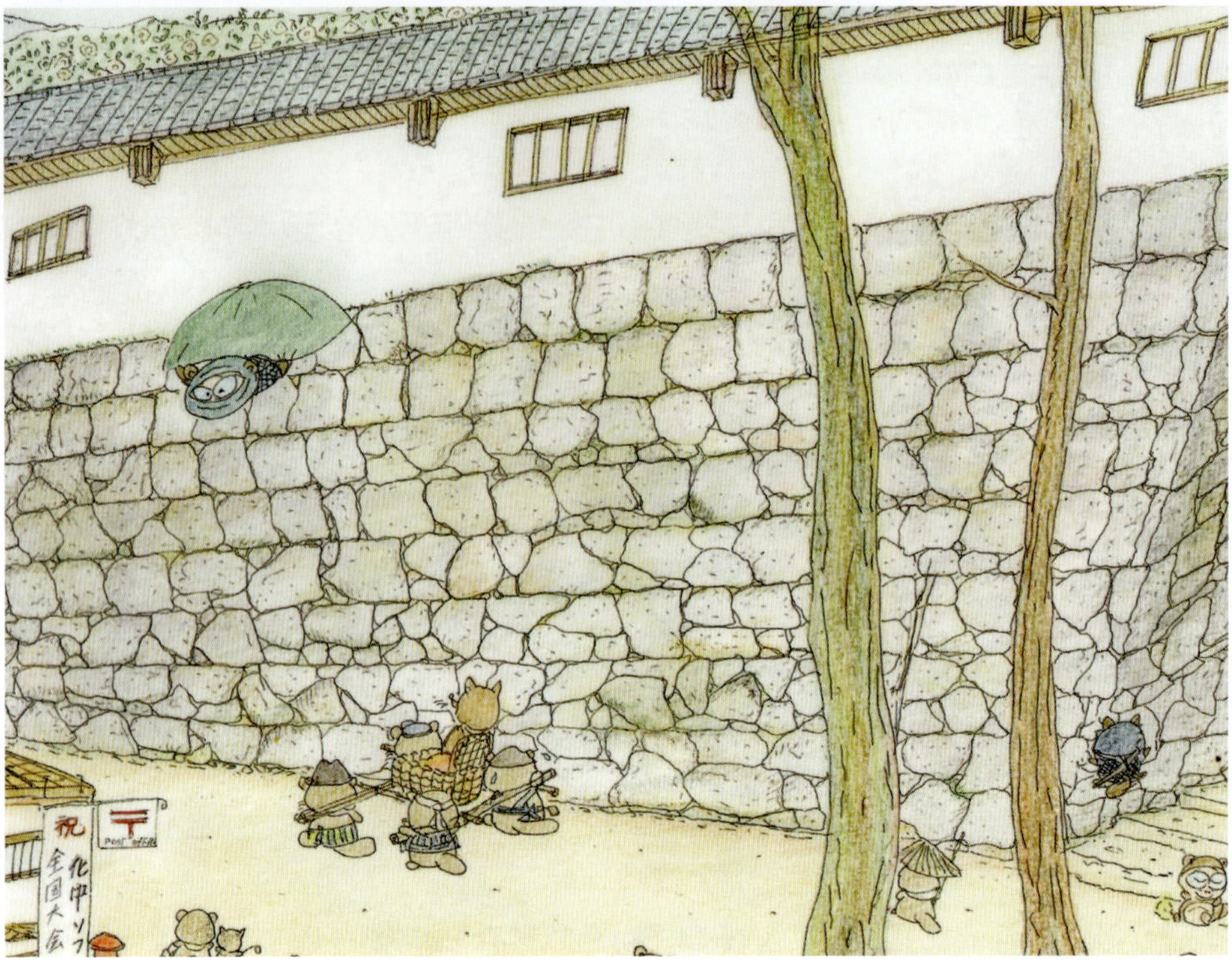

道草や　そばによりそうみちばなの
けなげさ　目に手に身にしみた

助け合い　そんなものは自由人
ひょいっとやってる　なんだかね

あおぞらや　どうしてそんなにあおいのか
われとてそんな　しりませぬ

みちのくの　ひとりたびなんて
うそをいっちゃ　いけないよ

ひとりきり　どうせ仲間が　できるから
今のうちに　たのしんじゃいなよ

ないのに、自分が悪いと勝手にそう思い込んでしまいます。

　しかし、人間関係を少しずつ深めていくにつれ、自分が間違っていたかなと気づいていきます。そういう意味で、うつになりやすい人は対人関係が表面的で、孤独なのです。周囲の人を十分信頼できないのかもしれません。もっと本気で信頼関係を作り上げることが必要です。信頼関係が出来上がると、不思議とうつはどこかに消えてしまいます。知らないうちにうつが消えていた。それは深い理解によって人を信頼できるようになったからです。どんな人もすべてが悪いわけではないのです。自分の理解が及ばないからかもしれません。人と人との関係はすばらしいものですよ。

　自分が役に立てなくて申し訳ないとか、自分がここにいるから周囲の雰囲気を暗くしているとか、自分さえいなければうまくいっていたのに申し訳ないなど、自責感を背景とした悩みは多いですね。

　自責感のことを、宝彩有菜さんという方がホームページで「自退症」という言葉を使って表現していました。宝彩さんの定義によれば、自退症とは「『自主停退作用』を起こしている人の心の不調」のことです。「『自主停退作用』とは、本来のその人のあるべきポジションから、後ろに下がろうとすることをいいます。積極的に自分の人生を開拓していこうというのが、前向きな取り組みだとすると、逆に、なんとか自分の人生を後ろに下がろうとすることです。」

　自退症の人は男性ではひきこもり、女性では拒食症に陥っているとの指摘も納得できます。この現象を医学的にみると、「境界性パーソナリティ障害」に関連する状態でもあるようです。

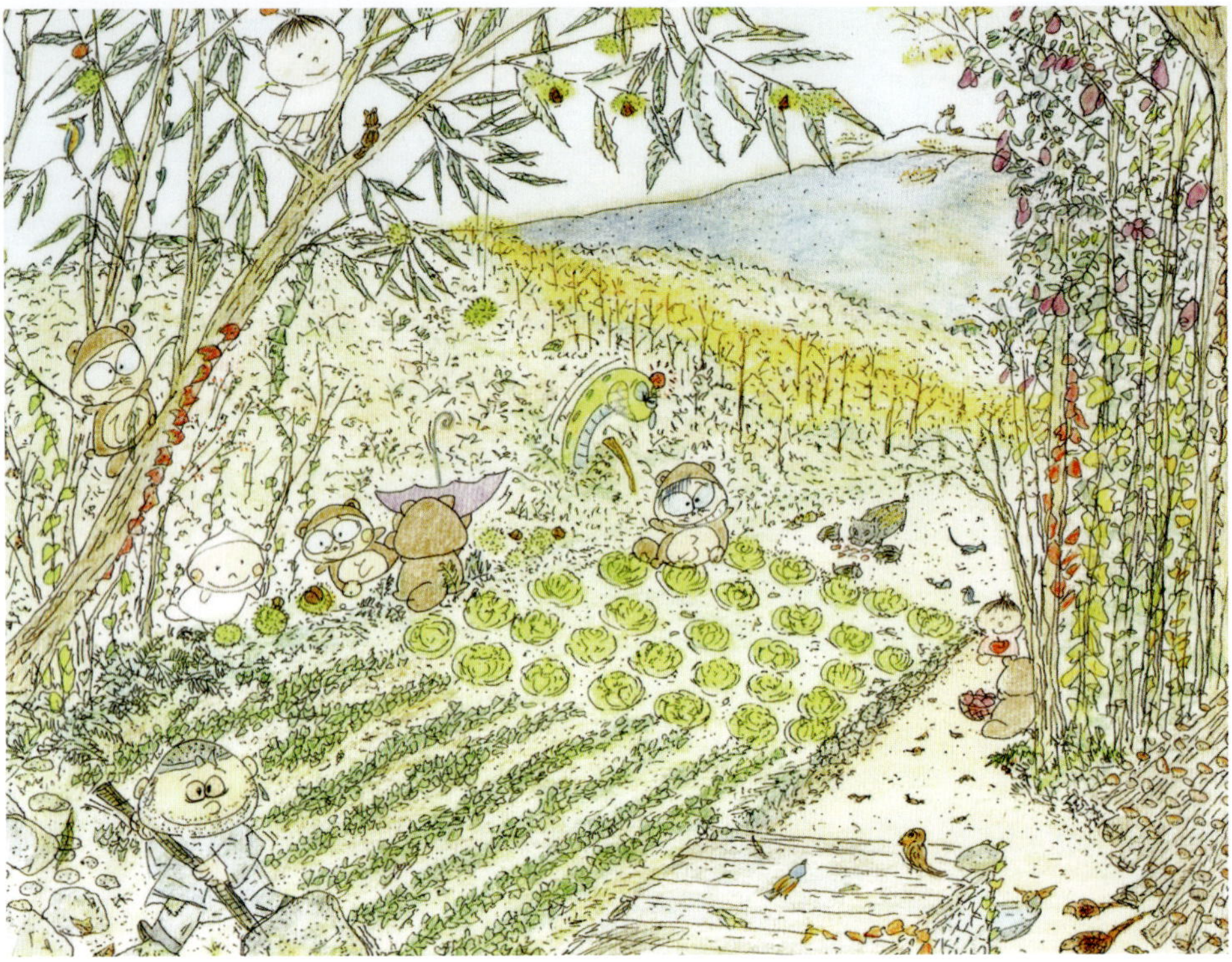

萎縮する　心の痛み　かなしいが
そっと寄り添い　抱き締める

痛みとは　いろんな痛み　あるけれど
どんな痛みも　痛いよね

悲しいな　なんだかとても　苦しいよ
いろんなものを　思い出す

目を閉じる　胸の痛みに　誘われて
あいたたそうか　そうだった

のんびりと　ゆったり構える　すべてへの
愛情こころに　根づいてく

（3）過剰な配慮と怒り

うつ状態の時には言葉に対する感受性が増します。元気なときはどんなことを言われても何ともなかったのに、落ち込んでいるときは他人のちょっとしたひと言にもひどくショックを受けて、心にこたえてしまいます。

普段ならすぐに忘れてしまうのに、いつまでたっても言われたことを覚えていることもあります。「あのとき言われた言葉や仕打ちを何年経っても忘れることができません」と、思い出す度にうつ状態に陥る方もいます。この現象は「こころのアレルギー反応」と言えるでしょう。身体のアレルギーには、花粉症・喘息・食物アレルギーなどたくさんの種類がありますが、一度感作されると一生涯その物質に悩まされることになります。同様に、ある言葉に感作されると、それを思い出すだけでアレルギーと同じような反応が生じるようになります。それが「言葉によるこころアレルギー」です。

（4）自分の気持ちをうまく表現できない

家庭や職場でみんなが、ああでもないこうでもないと、和気あいあいとおしゃべりしている状況は最高ですね。そういう状況の中、みんなの会話についていけなくなって沈黙するようになったときに、うつの始まりのサインがあります。人とコミュニケーションをとるのがわずらわしくなるのです。

うつ状態になるきっかけは、仕事が多すぎる、人間関係がうまくいかない、何か悩みがある、などさまざまです。原因はなんであれ、人が考えたり悩んだりするエネルギーには限界があります。うつになる寸前はそのエネルギーが不足して考えられなく

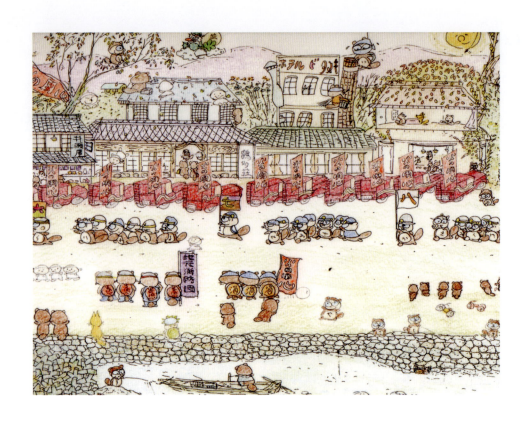

いろいろと　いったところで結局は
　真実なんて　興味なし

己さえ　よければそれでよいのだと
　いったやつほど　不正直

世間って　いやだきたない冷たいと
　いったあなたも　世間様

皮肉屋と　思ったら今度は慈悲深い
　さすがあなたは自由人

感情の　波に揺られてどんぶらこ
　ホールをもって　こいでみる

なる。または、考えすぎたために余計にエネルギーを使い果たしてしまったという感じです。そういう状態の人によく出会います。

この状態から解放されるには、１つの問題にこころのエネルギーを費やさない、他のことをする、単純にいうと「気にしない」ことです。つまり、視点を変えればいいのですが、それが難しいからこそうつになってしまうのですね。

「自分の本音を人に伝えられません」「自分の気持ちを抑えてしまいます」「不平や不満はたくさんあるのですが、それを表現せずに、自分の中にしまってしまうのです」と自分の気持ちを無理に押さえつけて、こころの奥に溜め込んでいるうつ病の患者さんがいます。うつ病の患者さんは、自分の気持ちをなかなかストレートに表現できず、いつも相手を傷つけないように配慮し、言葉を慎重に選びながら話している傾向がみられます。自分の言動が相手にどのように影響を与えるかを、あれこれシミュレーションしてから行動しているのです。だから普通の人より、「自分＋他人」ということで２倍のエネルギーを消費して、相手への気配りでヘトヘトになってしまうのです。そこまで考えなくてもいいのにと思えるようなことに対しても、真剣に考えています。不平・不満があっても、それを表現した場合、相手にどのような影響を与えるかを考えて、それならば言わない方がいい、と感情を抑制してしまいます。患者さんが思いのたけを語ることができる場面を設定してあげることも、うつ病の患者さんの心理的治療においては重要です。

うつになりやすい人は、会話でいわば「文法」を気にしすぎている感じがします。ここでいう「文法」というのは、「自分がこう言えば、相手がどう考えるか」を考え

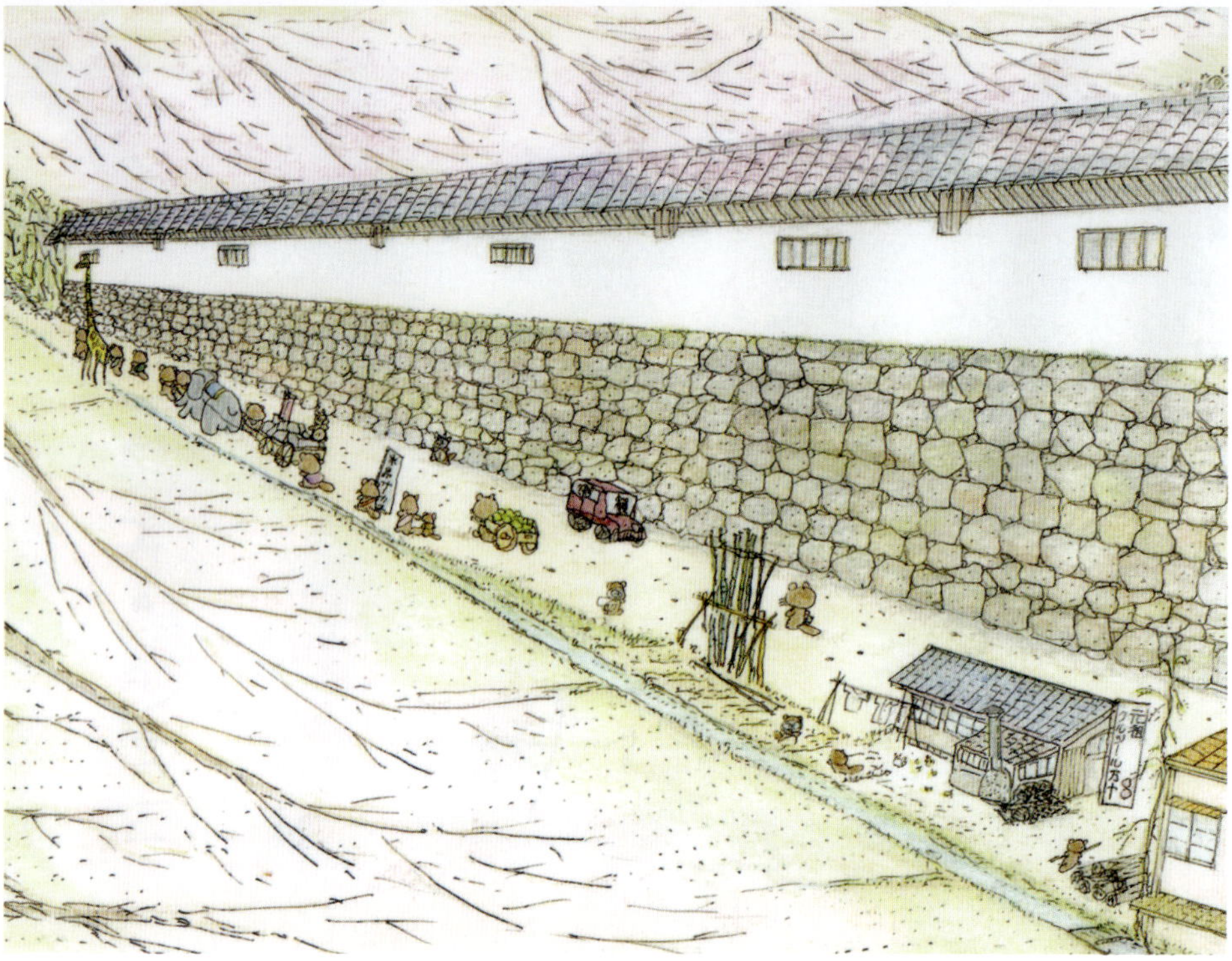

どきどきと　たかなるなみのしずけさや
　海はまだまだ慈悲深い

会いたいと　むしょうに恋しくなる人は
　自分自身かも　しれませんね

鏡よ鏡　鏡さん
　あなたはどうして　わかりづらいの

奥さん　それは簡単さ
　あなたのこころが　きたないからだよ

まあ　なんてことというの
　鏡さん　そしたらあなたを　割ってやるわ

ながら話しているということです。だから、非常に疲れやすいのです。英語の場合、文法を強く意識しすぎると会話が下手になります。思っていることをうまく話せなくなります。しかし、思っていることを自由に単語を羅列しながら話すと気楽だし、それなりに通じる場合が多いのです。つまり、自由な表現、自由な会話、思いつきなど自分を中心に据えて、思いつくままに話すというスタイルがうつの予防につながるような気がしています。「文法」を気にしないで、自由に会話してみたらいかがでしょうか。

（５）将来に対して悲観的である

うつ状態にある方からのお話です。「私の中に誰かが住んでいます。誰かはわからないのですが、外に出ようとすると何か悪いことが起こるような気がして躊躇してしまうのです。外に出るのがなぜか怖くて、外出できないんです」。よほどのことがないと外出したくない人の悩みでした。健康な人であれば、外出することはむしろ楽しみだと思いますが、うつに陥っている人は外出が楽しめません。会社勤めしている人の中にも、同僚が悪口を言っていないのに、自分のことを言われているような感じを抱いたり、何か悪いことが起こるのではないかという不安から外出や出勤ができない人もいます。

私の仮説ですが、このようなサインは多分、“negative to the future” つまり予測する内容が否定的な症状といえます。つまり、うつの人は先の先まで悪い予測を自動的にしている可能性があります。

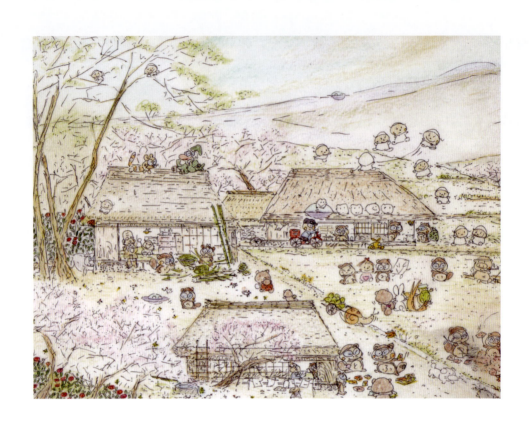

かなしさは　どっぷりつかって　のんびりと
味わい尽くして　ゆったりと

急いでた　それは痛みを　ごまかして
逃げてたんだね　恐いもの

向き合って　みるのは少々痛いけど
心の奥が　すっきりさ

だんだんと　痛みがいとしく　なっていく
ってあっしはマゾじゃあ　ないっすよ！

己との　対話で徐々に　階段を
上っていってる　気がするよ

（６）２チャンネル人間である

私の個人的な意見ですが、人には１チャンネル人間と２チャンネル人間がいると思います。１チャンネル人間とは自分中心にすべてを考えて行動する人です。2チャンネル人間とはいつも相手の気持ちばかりを考えて行動する人。どちらも問題です。1チャンネル人間は非常にナルシステック。自分さえよければそれでよしとする人。みんなから嫌われていることに気づいていません。一方、２チャンネル人間は、いつも自分のことよりも他人が自分をどう見ているかばかりを気づかっている人で、うつ病にかかりやすい人です。いつも他人の考えや行動に左右されて、自分がありません。自己評価が定まらず、いつもびくびくして、集団の中に混じることが苦手です。

では、どんな人が理想的かと言えば、１チャンネルと２チャンネルの両方をバランスよく使い分けられる人です。簡単そうに思えますが、これが実はむずかしいんですね。私がやっている心理相談にくるほとんどの学生は２チャンネル人間です。この話をすると、少し納得して、自分で１チャンネルを表現できるようになるようです。いつも２チャンネルばかりでなく、たまには１チャンネルでわがまま言いたい放題になってみましょう。

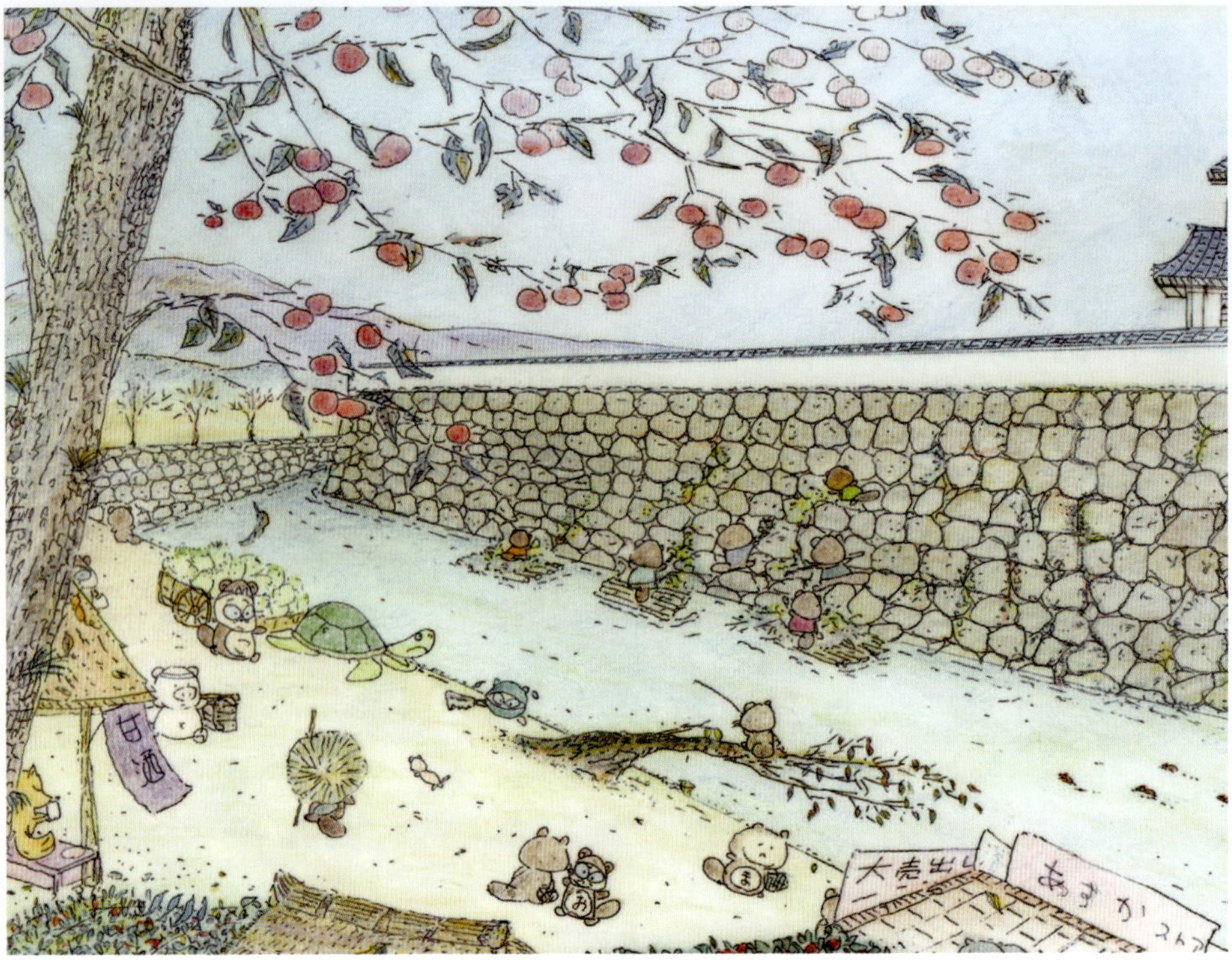

無の境地　真の豊かさ
ここにあり

陰さして　陰のありかた
身にしみた

陽よりも
今は陰と　ともにいたい

しみじみと　わきあがるかげの
いとおしきじっとこころ　かたむける

春風や　どうでもふけふけ　春風よ
われはわれで　とわにゆく

2　うつになりやすい状況

　メンタルヘルスを考える上で、最も難しいのは人間関係でしょう。どうやって人とうまくつきあっていけばよいのか、相手とのこころの距離の取り方は本当に難しい問題です。

　人間関係を醤油に喩えるならば、濃口タイプと薄口タイプがあります。濃口タイプの人は情が深く、努力家、燃え尽きやすい、相手の気持ちを十分すぎるほど察する、自分が周囲からどう思われているかが非常に気になる（他人の評価に敏感）、相手の評価によって自分の評価を決める、自分が努力した分の見返りを知らず知らずのうちに求めてしまう（相手の態度に影響されやすい）、人間関係の距離が近すぎる、などの特徴があります。

　一方、薄口タイプの人は細かいことにこだわらない、人は人、自分は自分というスタンスがとれ無理に相手に合わせようとしない、自分の評価は自分で決める、あまり他人と比較しない、他人に過剰な要求をせず、自分でも高い目標を持ったりしない、人間関係の距離がやや遠い、などの特徴があげられます。やはり、濃口タイプの人がうつ状態に陥りやすいように思われます。

　では外国人から日本人はどのように見られているのでしょうか。日本人の人間関係は、同調性、上下関係、組織、規則、一体性、平然性などの言葉に集約できます。一方、英語圏の欧米諸国の人間関係は、宗教、個性、感情、率直、多様性などの言葉でその特徴を表現できます。つまり、欧米では自分を中心に置いて物事を考え

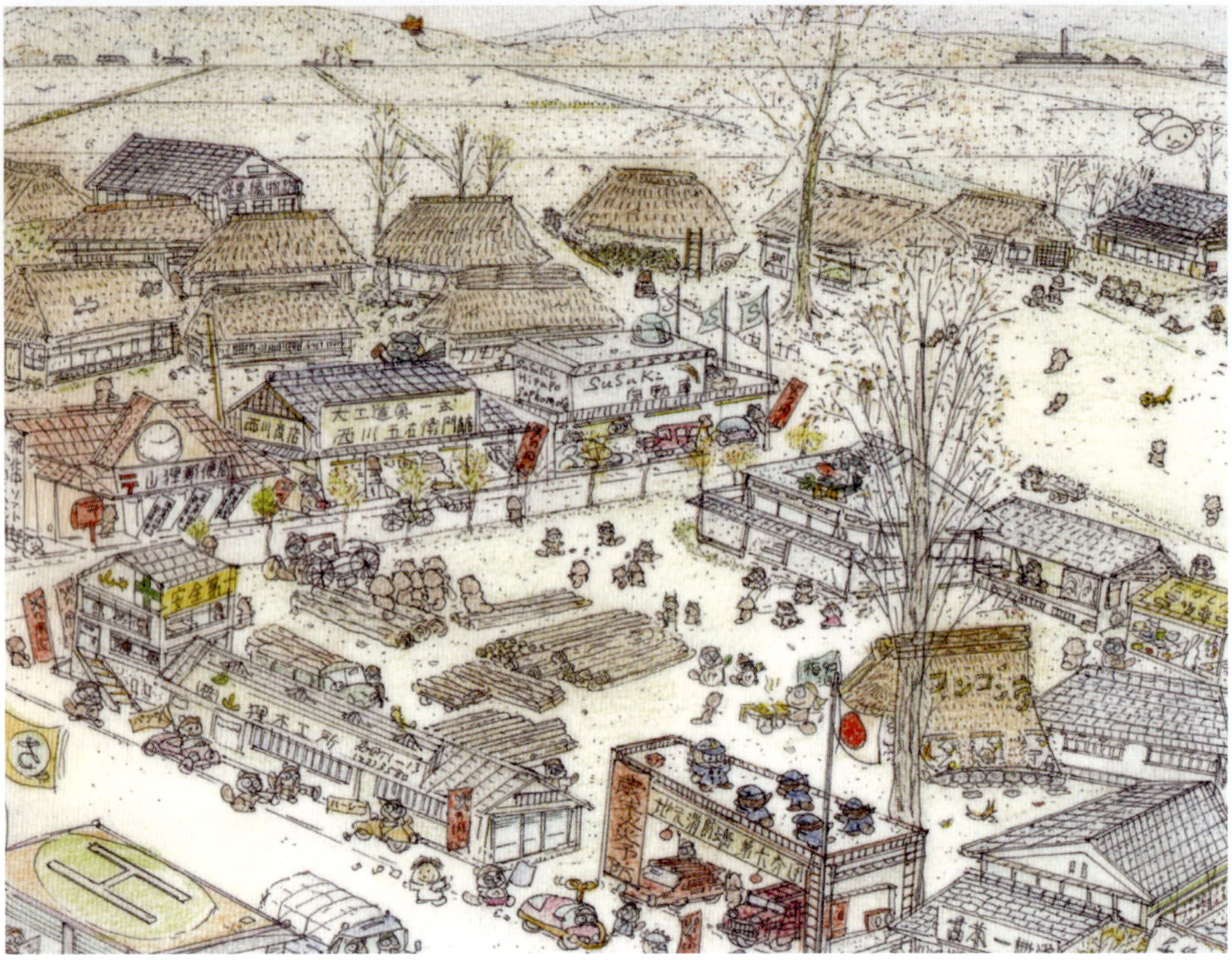

みちゆけば　ひとりの豊かさ　ここにしる
どこふく風の　いとうつくし

めんどくせえ　いってはみたが自由人
案外それで　救われた

ひとびとは　違って当然自由人
我をゆえとし　いってみよう

道は道　無我は無我とは自由人
手放すことからやってみた

かなしさや　わびしさからの問いかけに
なにものなのか　やっと知る

るのに対して、日本人は相手に対する思いやりが深く、義理や人情に富み、他人との和を重んじ、相手を中心に物事を考えているように思われます。だからうつ状態に陥りやすく、世界的にみても自殺率が高いのかもしれないと、日本に一度も訪れたことのない文化人類学者ルース・ベネディクトの『菊と刀』にも書かれています。的を射た日本人の人間関係論でしょう。

中国ではどうでしょうか。「自我中心」といわれる自分を中心に据えた行動が受け入れられている文化では、それほど他人への思いやりに気を使わないでよく、人間関係に疲れたという悩みの相談をほとんど受けません。しかし、一人っ子政策のために、母子分離不全に悩む学生の問題が、私が客員教授をしていた大連医科大学とのディスカッションで話題になりました。中国では格言（『礼記』）の中に、「君子交淡如水」（君子の交わりは、淡きこと水の如し）、小人交甘如醴（小人の交わりは甘きこと醴（甘酒）の如し）と記載されています。中国でも、徳を身につけていない人の人間関係は甘酒のように「ベタベタ」した好ましくない人間関係として位置づけられ、薄口タイプの人間関係が望ましいようです。

韓国では儒教文化が根底にあるため、年齢が上の人を敬うのが基本です。上の人には礼儀正しく、所属している団体の上司に対しては忠誠を誓い、親に対しては孝を尽くす、という人間の道理を重視します。理（道理）と気（本音）をうまく使い分けることが重要な人間関係のようです。

近年、日本は欧米文化の影響を受けて、濃口タイプと薄口タイプの人が混在しています。現在の日本では、濃口タイプと薄口タイプの中間あたりに位置する人間関係が

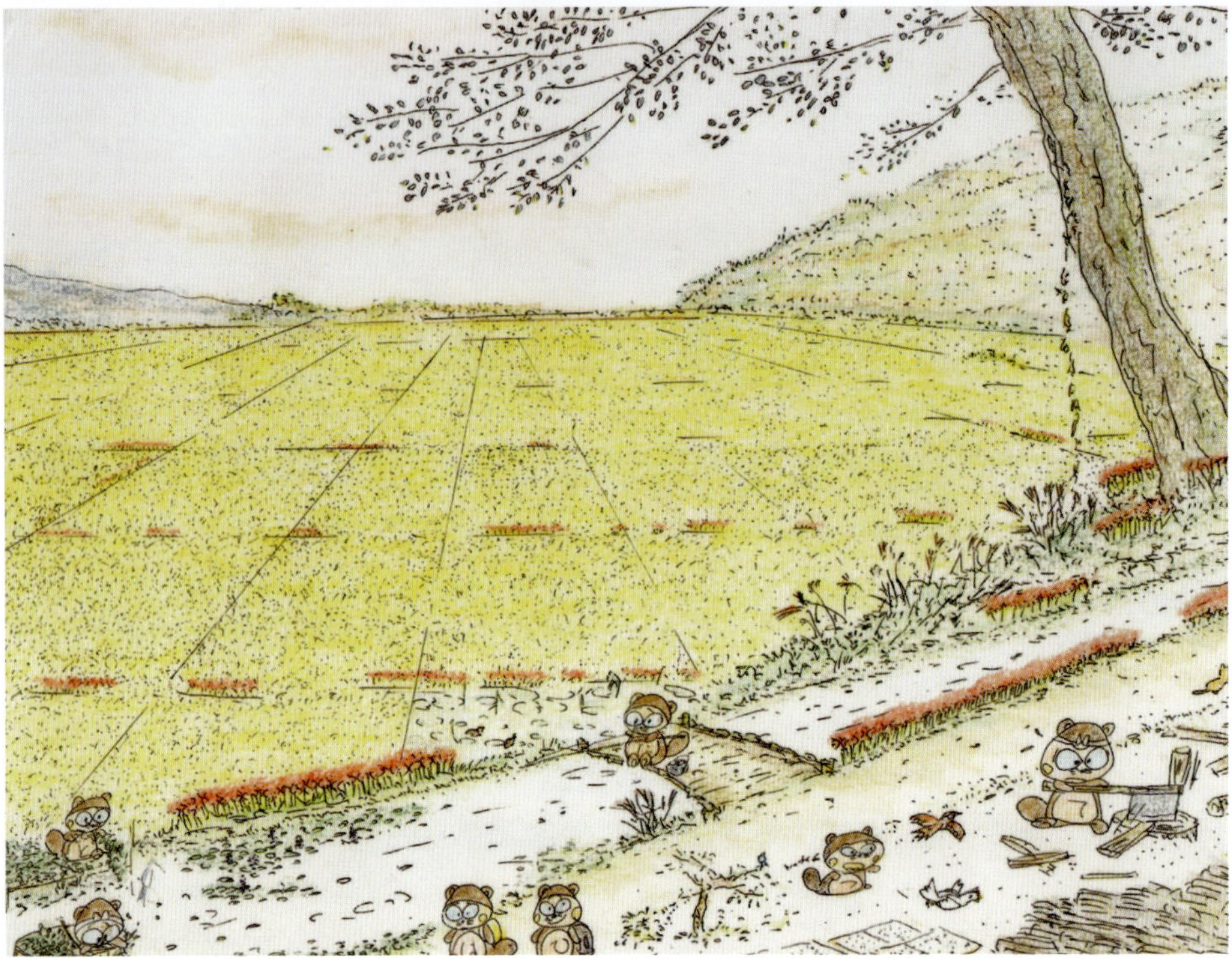

無とは無と　やっとわかった自由人
体得まで　あとすこし

目を閉じて　耳を閉じても自由人
心を無にはできないよ

無とは無と　おだやかなるこころもち
やっとおたから　みつかった

川柳は　こころの慟哭　叫びだよ　こころのかなしみ
歌にして　うっぷんばらし　やったのさ

かなしみは　そこらへんに　おちている
おぬしよくよく　ぬけめなし

問題が生じない妥当な人間関係のように思われます。

3　対人関係とうつ

自分の気持ちがわかってもらえない時、人は相手とのこころの距離を縮めて、自分をもっとわかってもらえるように努力します。一生懸命努力している姿をみせたり、誠意を尽くしていることを示したりします。

しかし、相手が自分中心で、こちらの気持ちが伝わっていないような場合はどうでしょう。相手の顔色を窺ったり、自分のことをどう思っているのか心配になったり、自分は正しく理解されているのか不安になってきます。あるいは、ひょっとしたら自分は無視されているのではないか、自分は何か悪いことをしてしまったのか、気に入らないことをしてしまったのではないか、など不安はさらにエスカレートします。そして、相手の反応に敏感になるあまり、無駄にエネルギーを浪費してしまいます。それがうつ状態です。対人関係を背景とするうつ状態には、以上のようなメカニズムがあります。

高校までは学業成績がよければそれなりに評価されますが、大学や社会ではどうでしょう。次第に成績という価値基準が消えてゆき、人間関係力の高さが評価されるようになってきます。人間関係力の多くは、幼い時に学んだ野球やサッカー、バレー、バスケットなどの集団スポーツ、いわゆる遊びの中で身に付けたものでしょう。

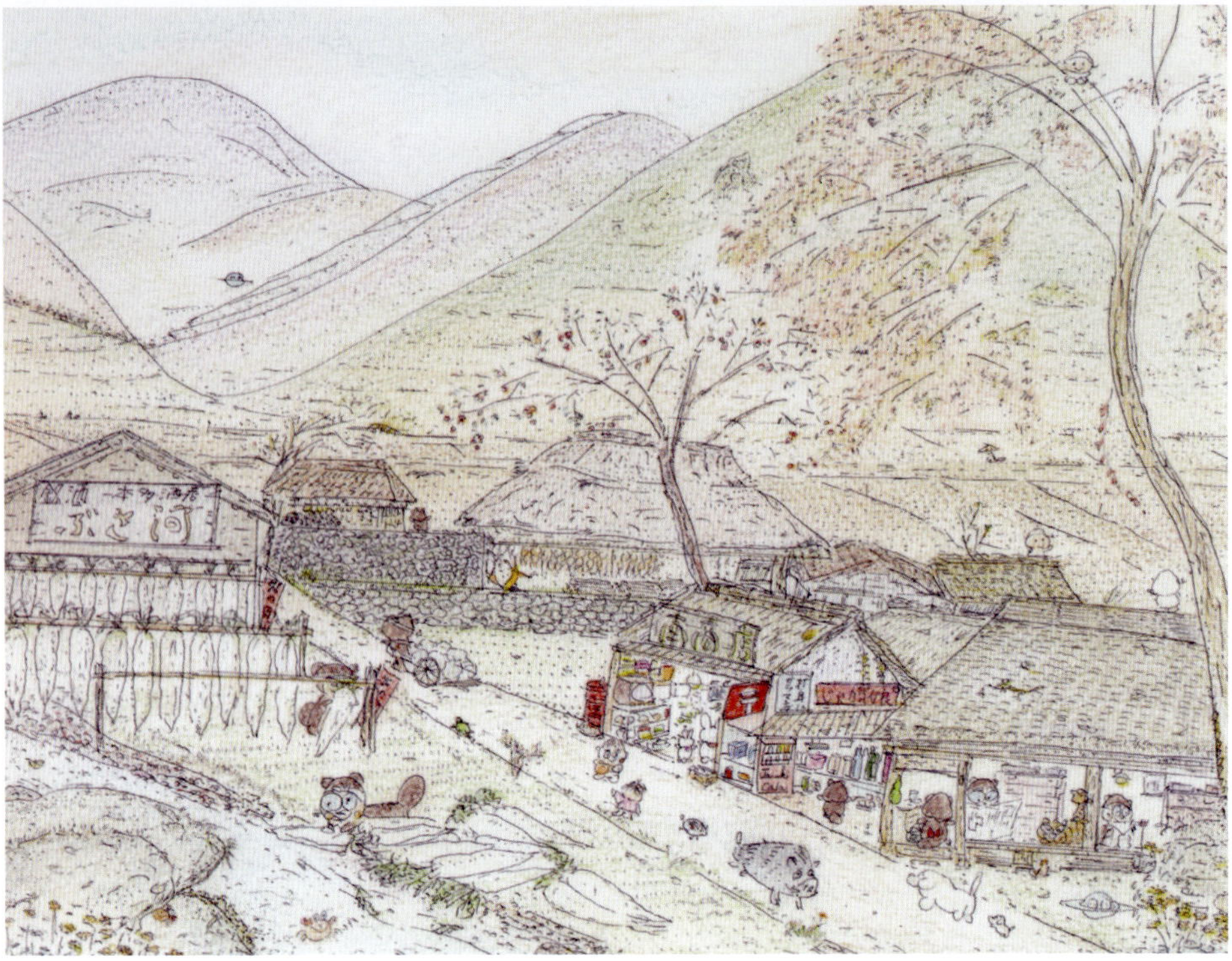

人間と　よべぬ代物　歌にして
よんだらよんだで　あらたのし

純粋さ　ばかにはだれも
かてぬのよ

時すぎぬ　のぞまぬたからは　いらぬぞえ
ほしいところへ　いったらよろし

憎しみや　鋭利な刃物のうつくしさ
そなたをいとしく　思い出す

ひと花や　陰はそれぞれ　あるけれど
やさしいこころ　みな同じ

うつ状態に陥っている人の多くは、人間関係力が弱い印象を受けます。集団社会では、ある意味で人間と人間の利害関係を背景として、日々衝突が起こります。その衝突に負けてしまった人がうつになっている感じがします。要するに、人間関係の強者に圧倒されてしまった弱者がうつになってしまう、そんな社会の縮図ともいえる状況によく出合います。人間関係力の弱さがうつの誘因になっているのでしょう。

うつ病の治療を受けながらも自殺まで追い込まれた方が、死を踏みとどまり、1年半の月日を経て笑顔で話してくれました。

「どうして、うつがよくなったのですか？」

「私の場合、嫌いで断れなかった関係を断ち切れたからです。クラブに行けないとみんなにどう思われるか気にしたり、行きたくないときの断りの理由を考えるのが、精神的に負担でした。クラブのみんなに自分のすべてが支配されていました」と涙を浮かべた彼女の話からは、その関係の辛さがひしひしと感じられました。

人は疲れると相手とのこころの距離が接近し、相手の言葉や態度に敏感になります。そしてときどき気持ちが抑えきれなくなったり、爆発したりします。相手の欠点ばかり見えてしまうのは、相手とのこころの距離の調節能力が低下しているからです。

こころの距離は、ある意味で依存と関係があります。もともと依存しやすい性格傾向の人は距離のとり方が苦手で、些細なことでも密着した関係に陥りやすいようです。こころの距離は生育歴に最も関係していて、母子関係にその基本があります。密着型母子関係が解決されないと、大人になっても誰とでも同じような関係に陥りやす

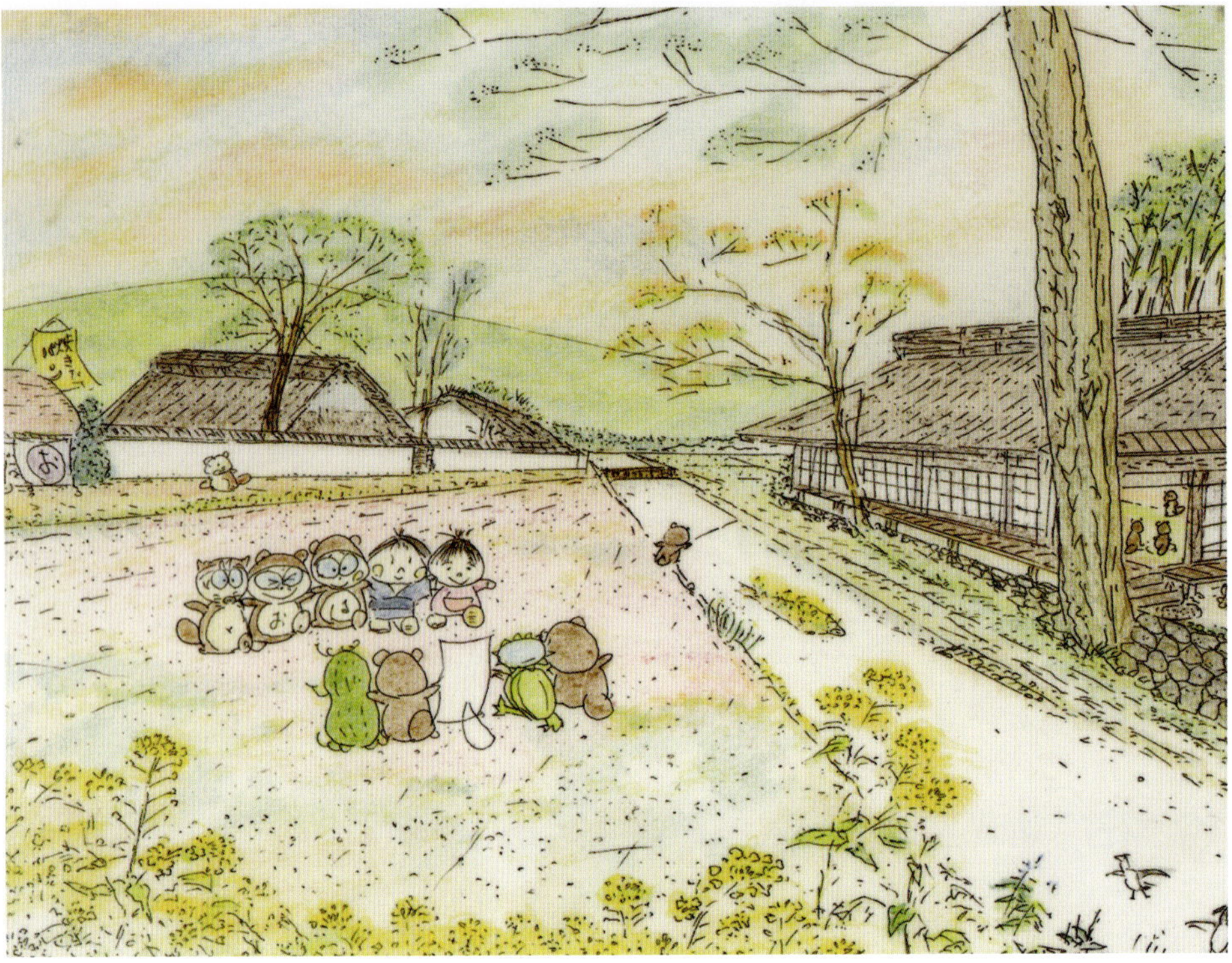

はつらつと　芽をだす若葉の　その陰の
土壌の強さ　いたみいる

春風や　そんなにいそぐな　冬景色
まだまだ捨てた　もんじゃない

春ブーツ　なかなか泣くに　泣けないよ
泣ける場面で　泣いておけ

人の裏　見ないがかちさ　みつのあじ
そんなあじを　知ってどうする

結局は　おのれがどうかと　いうことさ
人と比べて　なんになる

い傾向があります。人に依存している間は相手から嫌がられるだけですが、依存の対象がお酒、ギャンブル、サラ金、異性との交際などに発展すると、事はさらに深刻になります。しかし、人は誰でも状況によっては依存的になりやすい性質があります。自分をどこまで制御できるかどうかは、置かれている人間関係の良し悪しに左右されます。

また、人と人との組み合わせによってもうつになりやすいケースがあるような気がします。例えば、相手の気持ちに構わずガミガミ言う人と、それを真剣に聞いて受け止める人の組み合わせです。ガミガミ言う人は仕事や人間関係の能力が低い人で、ガミガミ言うことで自分の立場を一生懸命守っているような人です。一方、ガミガミ言われてうつ状態に陥る人は、お人よし、生真面目で、物事を真剣に受け止め、誠実に生きている人です。ガミガミいう人はこころの余裕も力量もない仕方のない人だ、と受け止めることができない人とでもいえましょうか。こころアレルギーに陥りやすいタイプです。

その関係から抜け出したり、距離を置ければよいのですが、お互いが不思議に接近してしまい、無視できない存在になります。私も20代の頃にはそんな関係に囚われたことがありました。そういう時にうつにならないためには、ガミガミ言うような人を相手にしないことです。文句ばかり言っているのはその人の辛い叫びなんだと捉えられれば、自分が一歩成長したと思えるでしょう。

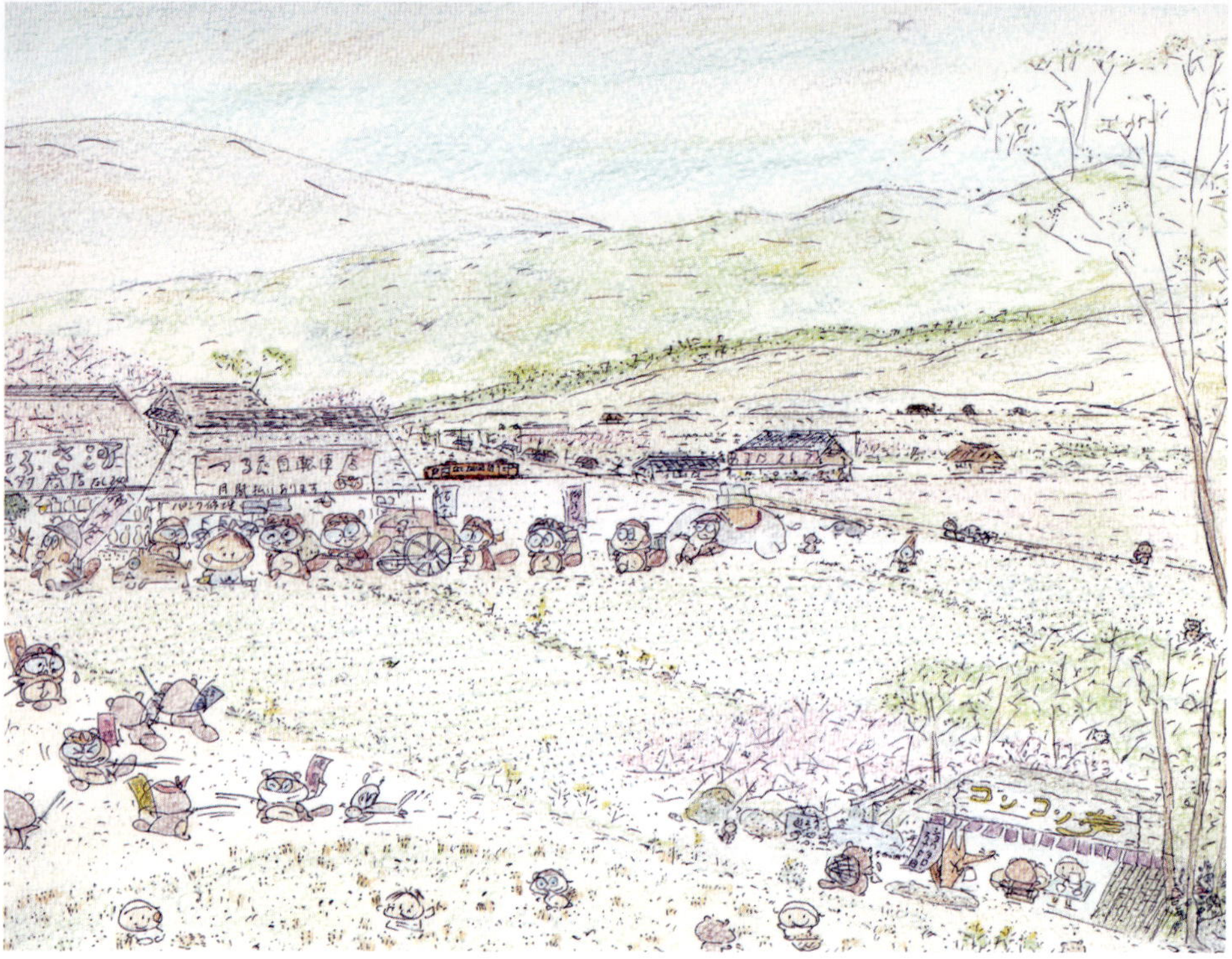

きれいごと　並べたって気分次第
あしたになったら　忘れてる

テレビみて　いろんなこえの　メッセージ
なりたいものは　いっぱいあるが

こだわらず　ありのままにいくことの
心意気が　身に染みて

とまどうな　ただありのままで
あればいい

のんびりと　やっていくことの大切さ
おのれを信じて　今日もゆく

４　依存的な関係

人を元気にするのも、悲しませるのも依存です。依存関係は世の中で最も難しい関係の１つでしょう。依存の関係が結婚に結びついて、子供が生まれ、そこに母子関係という依存が生じて、この依存の繰り返しが生命の誕生につながることで、人類は存在しています。

また、人間に快感をもたらすもの、たとえばお酒・タバコ・ギャンブルなども依存になりやすいし、世の中で目に付く関係の多くは依存関係です。

心地よい依存関係も世の中にはたくさんありますが、依存のためにさまざまな不幸も生じています。世の中の不幸、特にこころの問題の本質は、この依存を背景としたメカニズムから生じています。どんな問題も分析すれば分析するほど、最終的には依存の問題に集約されることが多いように思います。一人一人がしっかりと自立して行動できればよいのですが、人間はそんなにスマートに生きられるものではありません。こころの問題の一例として過食症に悩んでいる人の人間関係の在り方を考えてみると、私のこれまでの経験では母親との関係に原因がある人が多いようです。母親との関係の深いところにあるのは「共依存」といえるでしょう。共依存とは、お互いがお互いに左右されすぎている関係です。お互いに距離をとろうとしても、こころの距離を保てず、お互いに影響されすぎている関係です。母親と一緒にいることがプレッシャーになって過食せずにはいられないという人もいました。

では、母親から離れればよくなるのでしょうか。そうではありません。過食症の人

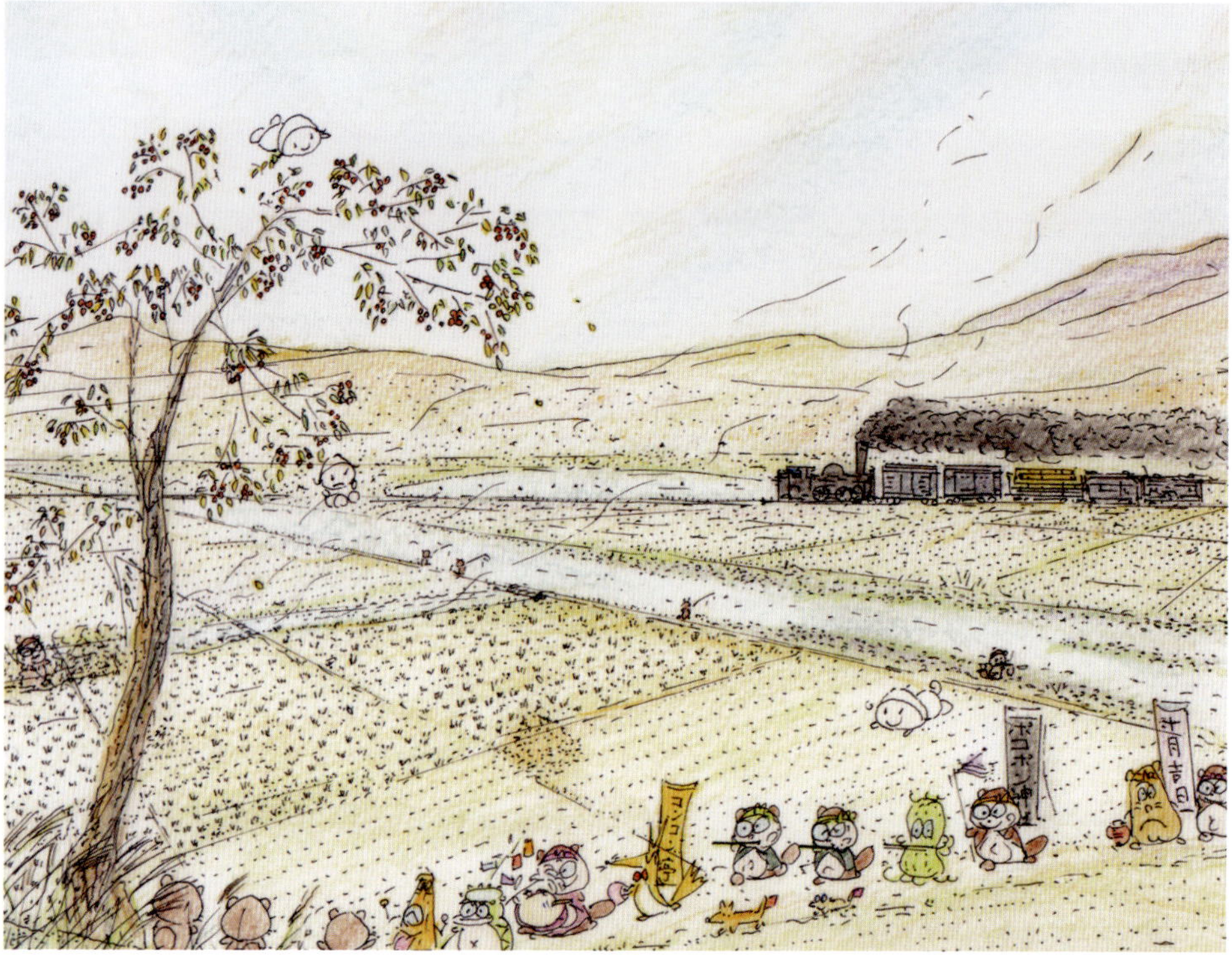

ひかりさす　その道いくと　決めたとき
　不安や迷い　消え失せた

ためらうな　己に負けちゃぁ
　おしまいよ

からっぽで　ありのままに行く先は
　どんなものでも　あったかい

こだわって　みえたこだわりそのさきに
　おのれのすがた　ひたかくす

なんにでも　りこうはあるさ　それよりは
　まちがいきいて　いきましょか

は彼氏や彼女ができたとしても、また母親と同じような共依存関係になってしまうことが多いのです。そういう人間関係を作ることが習慣化されているのかもしれません。共依存に喜びを得ながら、一方で苦しむという矛盾が自分の中に形成されてしまっています。過食から抜け出すには、一度過食をあるがままに受け入れてから、自分自身でどうにかその悪循環から抜け出す方法を見つけなければなりません。

精神障害の多くは、その根底に共依存現象があります。うつ病でも共依存関係がよくみられます。共依存を知り、共依存から抜け出す。その経験を経て、過食症やうつから解放されていきます。

人と人との関係を調整できるようになる人間関係力を育むのが精神医学あるいは心理学の専門ですが、その中でも最も気づきにくく治療が難しいのが依存関係で、それ以上に難しいのが共依存関係です。

共依存関係は人の基本的な依存本能と結びついているので、好ましくない関係とは一概には言えません。しかし、私の経験では、共依存関係は知らず知らずのうちに双方を疲れさせ、双方が本来もっている能力を蝕んでいき、どちらもダメになってしまうことが多いのです。

カップルの例を挙げてみましょう。男性が非常に現実的ではない夢追い人の場合、女性は可哀相という同情的な気持ちを抱きます。そこに愛情が伴うと、現実的ではない人だけど、私がいれば支えてあげられるという本能的な気持ちが浮かび上がってきます。そして男性は、その女性に次第に依存していきます。その人がいれば大丈夫と思うのが一般的でしょう。

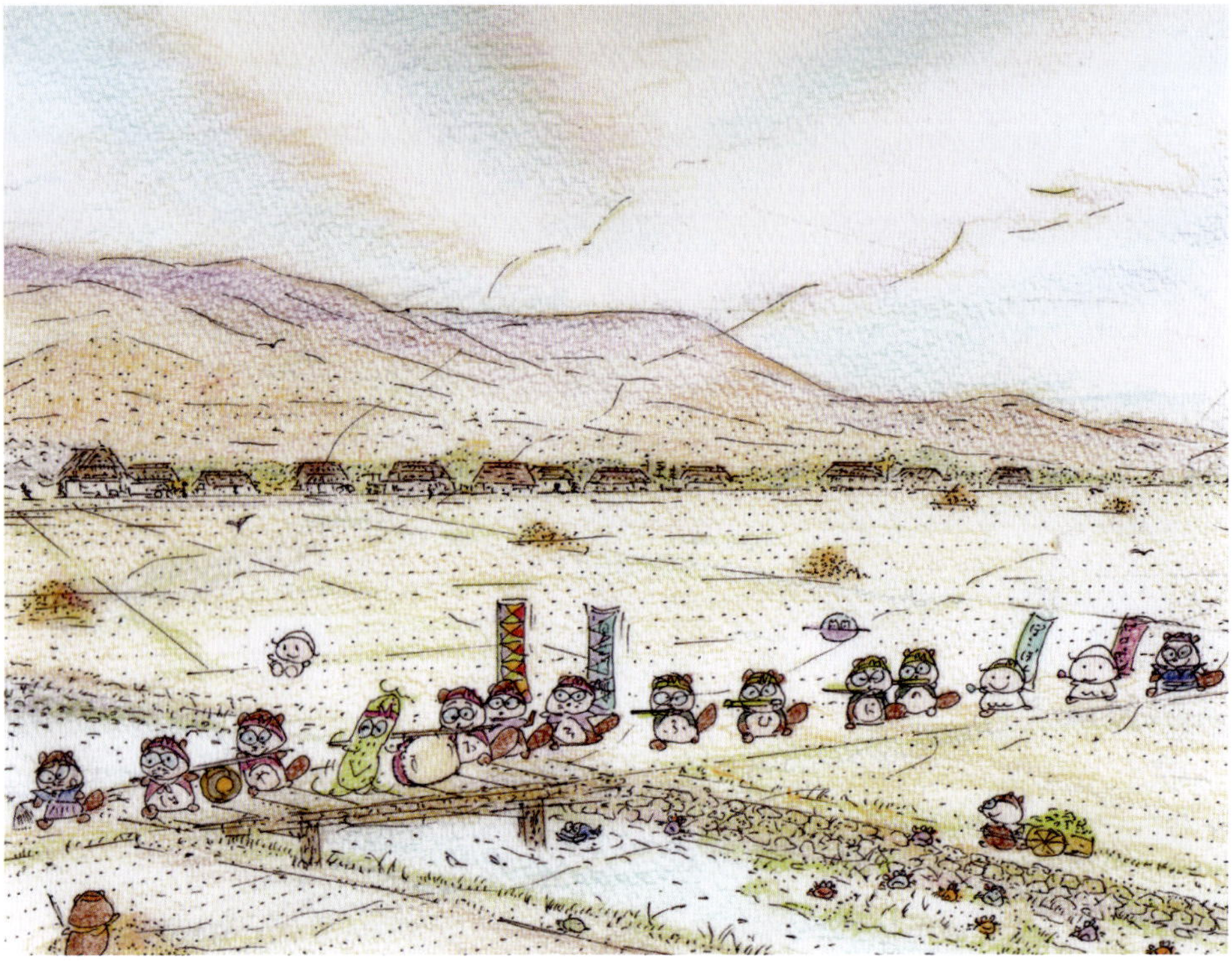

おのれへの　こだわり捨てた　その日から
すっきりさっぱり　しちゃったよ

からっぽの　こころはいつも　秋の空
ころころかわって　おもしろい

自由とは　からっぽのことかも
しれないね

不条理な　条件だってなんのその
だってわたくし　自由人

よくみてて　無償の愛情　あちこちに
あなたにむけて　照らしてる

しかし、現実はそううまくいきません。支えてあげている女性の愛情が深い間はまだいいのですが、次第に現実が見え始めると、相手が取るに足りない存在のように見えてくる時期がきます。男性はその女性がいないと自分はダメになると思い、さらに頼ろうとする。そして、お互いが人情や同情で結ばれ、互いに過剰に依存するようになって、あなたがいないと私はダメ、私がいないとあなたがダメという、最悪の人間関係が完成します。お互いが依存しあって、一人で生きていく力を失っていきます。病的な共依存になった人は互いに依存していることを見失って、共依存の関係にあることを他人から指摘されてもその事実を否定します。このような段階に至った場合には、臨床心理の専門家による援助が必要になります。見えないものが少しでも見えるようになるように第三者からの援助が必要です。もちろん、当事者に自分たちの問題を解決したいという意思と、治療を受け入れる姿勢があるかどうかも大切です。そういう姿勢がなければ、当事者は自分たちの関係の悪いところを指摘されることに憤慨するだけでしょう。

治療には大前提として、治療を受けます、治療をしますという一種の契約関係も必要です。これがなければ、ただのお節介として治療は拒否されることでしょう。日本では治療関係の文化がないのが非常に残念です。私はこれまで、治療をお節介として敬遠されることを多々経験してきました。もしあなたがいま、依存的な関係が原因でこころの問題を抱えているのであれば、治療をする側や第三者との関係を大切にしてください。

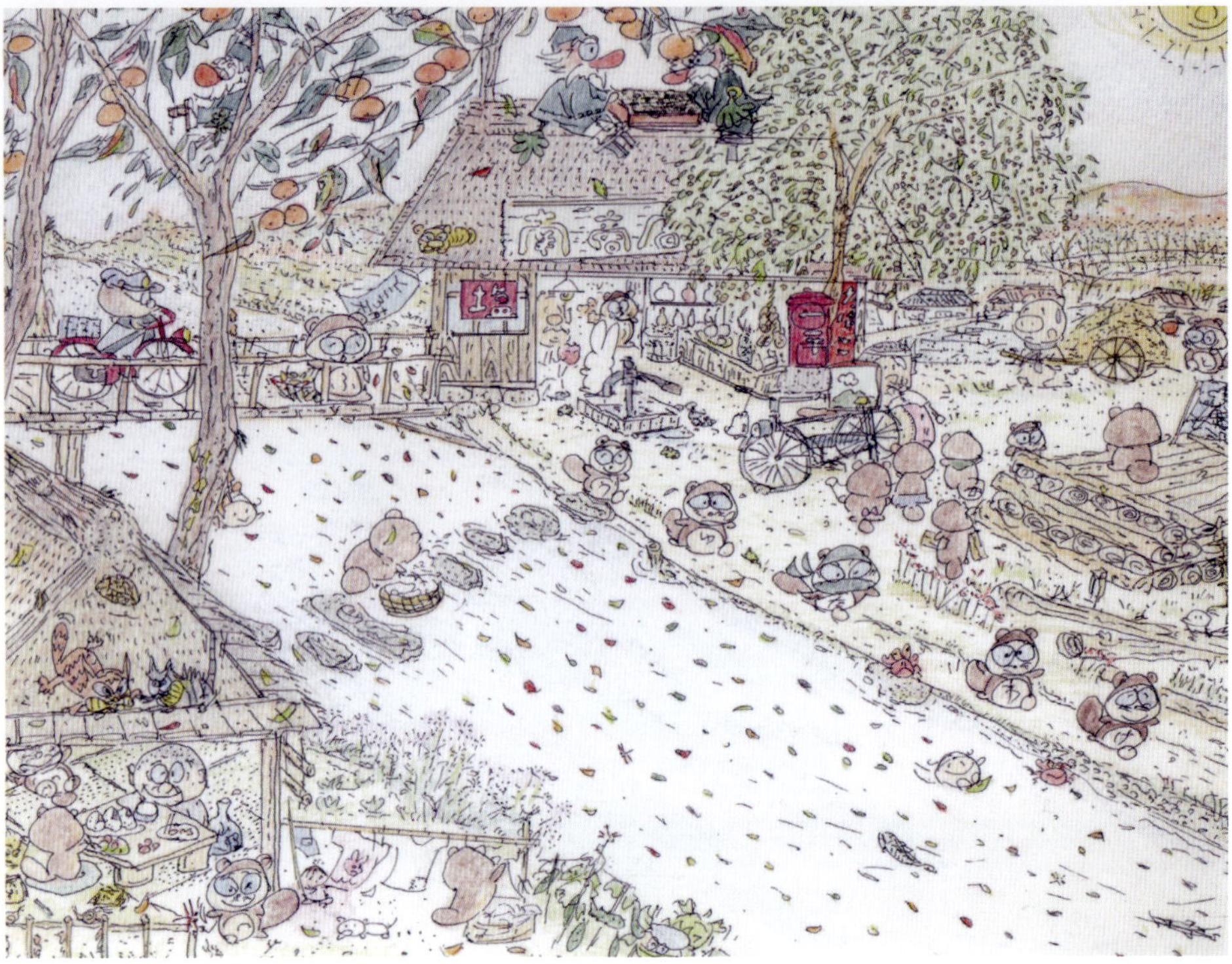

とげとげみん　結果ばかりを　気にせずに
過程を楽しんで　みようかのぅ

とげとげみん　あんたもけっこう　いけてるじゃん
まんまるなとこが　ちらほらあるよ

はじめから　まんまるよりも　とげとげの
変化をみるのが　楽しいよ

とげとげの　痛みを知って　まんまるへ
なんとな～く　なればいいじゃん

波のよう　さらさら流れて　いこうかの
いつかはとげも　丸くなるだろう

第４章　　クスリと休養

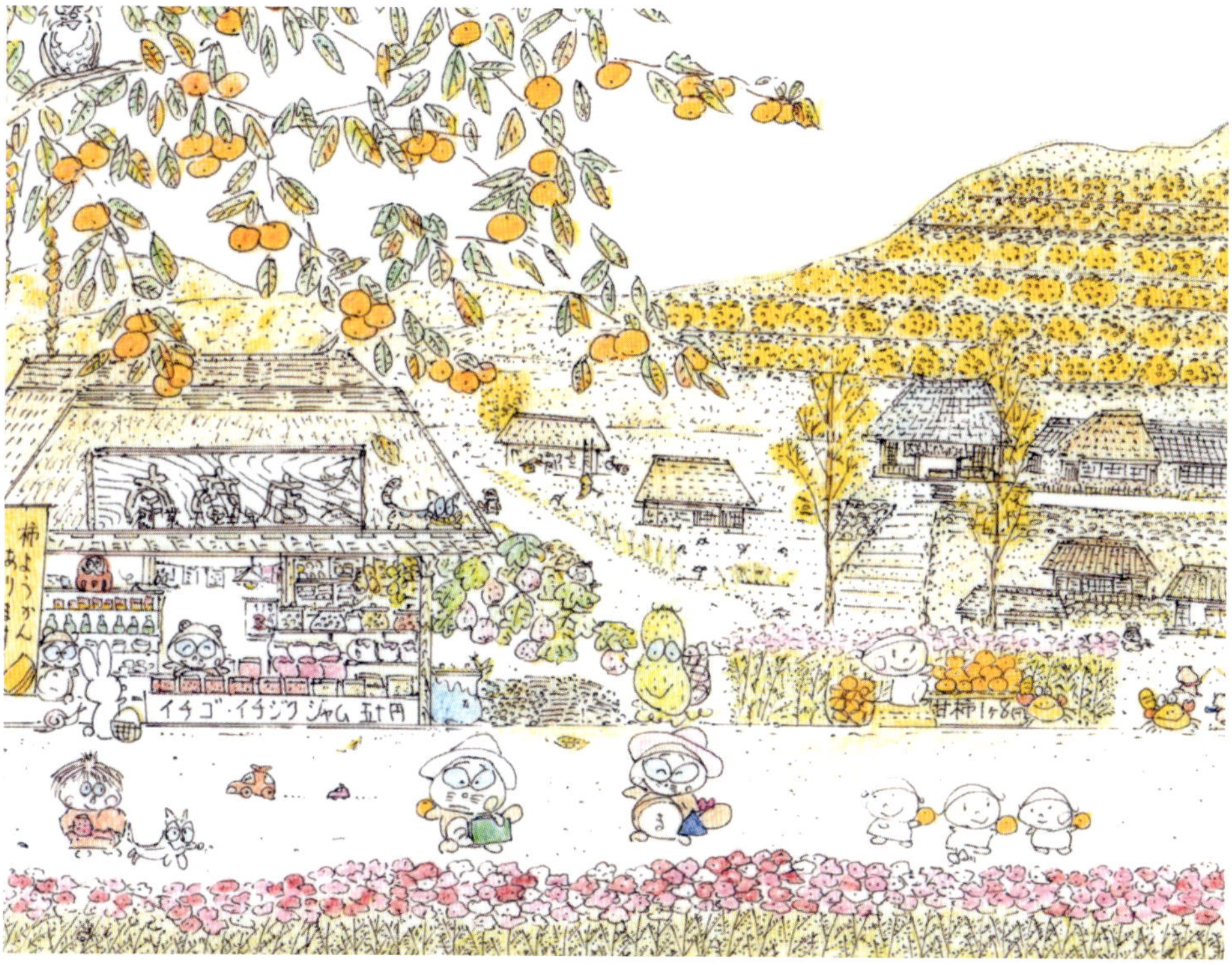

抗うつ薬といっても、大きく分けて第１世代から第４世代の４つのグループがあり、それぞれで特徴も異なっています。近年うつ病治療の研究開発はめざましく、SSRIやSNRIといった新しいタイプの登場により、治療薬の選択肢は大きく広がっています。従来の抗うつ薬は第１世代の薬と呼ばれますが、確かにその効果も高いです。しかし、セロトニンやノルアドレナリン以外の神経伝達物質にも作用するので、口の渇きや便秘、たちくらみなどの副作用が現れやすいものでした。第２世代の抗うつ薬は、この副作用を軽減する目的で作られました。ただ、その効果はやや弱い印象も受けます。第２世代の抗うつ薬は、四環系といってその薬物の構造も変更されました。第３世代の抗うつ薬は、セロトニンだけに選択的に作用するので、従来の抗うつ薬で問題となっていた副作用が少ないという特徴があります。現在では、最も使用頻度が高くなっています。

第１世代の抗うつ薬の三環系抗うつ薬であるイミプラミン（トフラニール）が日本で発売になったのは1959年です。うつ病に対して優れた抗うつ効果を有していることが認められ、その後、さまざまな三環系抗うつ薬が開発されました。抗うつ薬がどうして効くかというと、脳内の神経細胞の間で情報伝達をしているノルアドレナリンとセロトニンという物質の作用を強める方向に働いて、脳の中枢神経の機能を活発にする作用があるからです。セロトニンの神経終末への再取り込みを阻害することが発見されました。ノルアドレナリンの再取り込み阻害作用がセロトニンの再取り込み阻害作用よりも強力であることもわかっています。古くから存在する抗うつ薬ですが、その効果は強く、現在でも三環系抗うつ薬はよく処方されています。しかしながら、副作用の観点から、その処方は精神科や心療内科などの専門医が中心となっています。三環系抗うつ薬には抗うつ効果のほかに、中枢性の痛みを緩和させる働きがあります。その効果は、とくにアミトリプチリン（トリプタノール）で研究されており、多くの報告がなされています。三環系抗うつ薬は、さまざまな神経伝達物質からの情報を受け取る受容体の働きを遮断する作用があり、これが副作用の原因と考えられています。そのほかに、受容体の遮断ではありませんがキニーネ様作用による心毒性が大量服薬で認められます。

第２世代の抗うつ薬ですが、その中心は四環系抗うつ薬へ変化しました。三環系抗うつ薬の副作用がある程度軽くなったという特徴があります。薬の化学構造が三環系では３つのベンゼン環があるのに対して、４つ存在するため四環系と呼ばれています。アセチルコリン受容体遮断作用が弱いため抗コリン性の副作用は三環系抗うつ薬よりも軽度ですが、ヒスタミンH1受容体遮断作用が強いため眠気や鎮静を起こしやすい特徴があります。三環系抗うつ薬にはない作用機序としてセロトニンの5-HT2受容体遮断作用があり、この作用は抗うつ効果と関連していると考えられています。

第３世代の抗うつ薬の代表が、SSRIと呼ばれている抗うつ薬です。Selective Serotonin Reuptake Inhibitorの頭文字をとった略語です。SSRIは神経伝達物質であるセロトニンの再取り込みを選択的に阻害する抗うつ薬です。日本では比較的新しい薬ですが、欧米では1980年代から使用されています。SSRIでは三環系抗うつ薬の副作用の原因となっているさまざまな受容体に影響しないので、抗コリン作用などの副作用が大幅に改善されています。しかしながら、入院が必要となるような重いうつ病に対する抗うつ効果は三環系抗うつ薬よりも劣ります。特徴的な副作用は、セロトニン系の作用と関連している悪心・嘔吐や性機能障害です。また、急激に服薬を中止するとめまい、悪心、発熱などの退薬症状が起こりやすいのも特徴です。一般的に副作用は薬の服薬中に起こるものと思われているので、服薬を中止した後に起こる退薬症候群を「症状の悪化」や「他疾患の発症」などと誤認されやすい危険性があります。自己判断で急に服薬を中止せず、医師の指示を守ることが重要です。

第４世代の抗うつ薬には、SNRIがあります。SNRIとは、Serotonin Noradrenalin Reuptake Inhibitorの頭文字の略語です。SNRIは神経伝達物質であるセロトニンとノルアドレナリンの再取り込みを選択的に阻害する抗うつ薬です。欧米では、ミルナシプラン（トレドミン）、ベンラファキシン（イフェクサー SR）、デュロキセチン（サインバルタ）がSNRIとして処方されていますが、いずれも日本でも認可され、治療に用いられています。近年、SNRIの鎮痛効果が注目されており、デュロキセチンはアメリカで糖尿病性神経疼痛に対する適応を取得しています。さらには、アメリカでミルナシプランを用いた線維筋痛症の臨床試験が実施されています。ミルナシプランもSSRIと同様に三環系抗うつ薬よりも副作用が少なく、プライマリケアにおいて使いやすい薬ですが、悪心・嘔吐や排尿困難などの副作用が報告されています。

第5世代の抗うつ薬に、NaSSAがあります。Noradrenergic and Specific Serotonergic Antidepressantの頭文字の略語です。その特徴は、（1）ノルアドレナリン（NA）神経シナプス前α2-自己受容体を遮断することによりNA遊離を促進、（2）NA細胞体に存在するα2-自己受容体を遮断することによりNA神経を活性化、（3）NA遊離の促進によるセロトニン（5-HT）神経細胞体α1-受容体を介した5-HT神経活動の活性化、（4）5-HT神経シナプス前α2-ヘテロ受容体を遮断することにより5-HT遊離を促進、（5）後シナプス5-HT2，3受容体の拮抗作用があげられています。この薬は、四環系抗うつ薬のミアンセリン（テトラミド）の派生版、改良版ともいわれています。商品名はリフレックスまたはレメロンです。よく眠れる作用があり、結構評判の高い抗うつ薬です。

　抗うつ薬の効果は、個人によってかなり差があるような印象を受けます。１週間以内で効果がみられる方もいますが、数年服用しているにもかかわらず効果がみられない方もいます。一般的には、すぐには効果があらわれないといってよいと思います。時には効果より先に副作用が出てしまう場合もあります。症状の改善や副作用がみられればすぐにでも薬をやめたくなってしまうことがありますが、高血圧などのクスリと同じように自己の判断で抗うつ薬の減量や中止をするのは危険ですね。うつ病は再発しやすい病気なので、再び症状が悪化してしまう例をたくさん経験しました。必ず医師に相談し、指示に従って服用を続けてもらいたいと思います。アメリカの教科書では投薬指針として、うつ病がよくなったと診断されても半年は服薬を継続して漸減していくこと、さらに家族の中にうつ病の方がいらっしゃる場合には１年は継続服用するように記載されています。うつ病の治療にはクスリと休養のバランスが大切ですが、私の経験では最終的には「時間」が最も大切な治療だと日々感じています。つまり、自然回復を待つことが最大の治療といえるでしょう。医療者や家族は、自然回復を損なわないように、対人関係に大きな支障が生じないように見守ってあげることが大切です。うつ病という病気によって多くの大切なものを失っていきますので、さまざまな方面で支障が生じます。その支障に対するサポート、例えば将来に悲観的となりやすいので必ずよくなることをたえず保証してあげるなど、うつ病を見守る方々の陰の力が必要となるでしょう。

1959年から販売された抗うつ薬から現在に至るまで、日本で発売された抗うつ薬を表にして、まとめてみました。現在（平成30年７月）の調査結果では、使用頻度の高い３つの抗うつ薬は、サインバルタ、リフレックス、レクサプロといわれています。抗うつ薬の選択基準は微妙です。個人によってかなり効き方が異なり、副作用の出現もさまざまです。しかし、有効と思われるサインがみられるようになれば、劇的に変化が生じます。うつ病の初期治療は、十分な睡眠と食事、安心した環境、周囲の理解に加えて、抗うつ薬の服用が不可欠です。また、頭痛や全身に何とも言えない不快な痛みを感じる場合、リリカ（神経障害性疼痛）の追加投与で劇的な改善が認められることも多々あります。

決して、薬物に対して否定的な考えに陥らずに、積極的に活用されることをお勧めします。

現在使用されている抗うつ薬の種類

分類		商品名	発売年
第1世代	三環系	トフラニール	1959
		トリプタノール	1961
		スルモンチール	1965
		ノイトレン	1971
		アナフラニール	1973
第2世代		アモキサン	1980
		アンプリット	1981
		プロチアデン	1985
	四環系	ルジオミール	1981
		テトラミド	1983
		テシプール	1989
	その他	レスリン	1991
第3世代	SSRI	デプロメール・ルボックス	1999
		パキシル	2000
		ジェイゾロフト	2006
		レクサプロ	2011
第4世代	SNRI	トレドミン	2000
		サインバルタ	2004
		イフェクサー	2015
第5世代	NaSSA	レメロン・リフレックス	2009

第５章　短期間でよくなるうつ

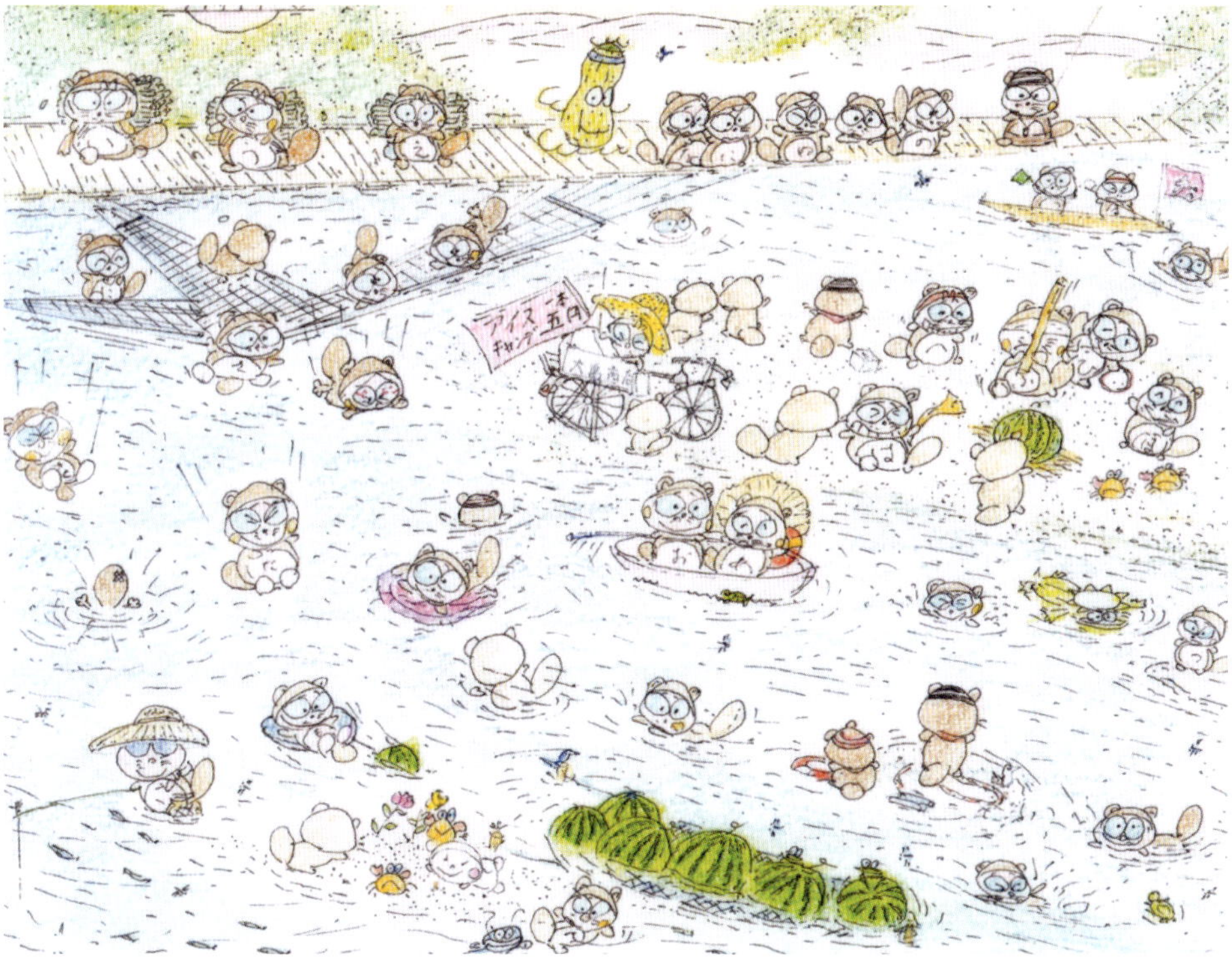

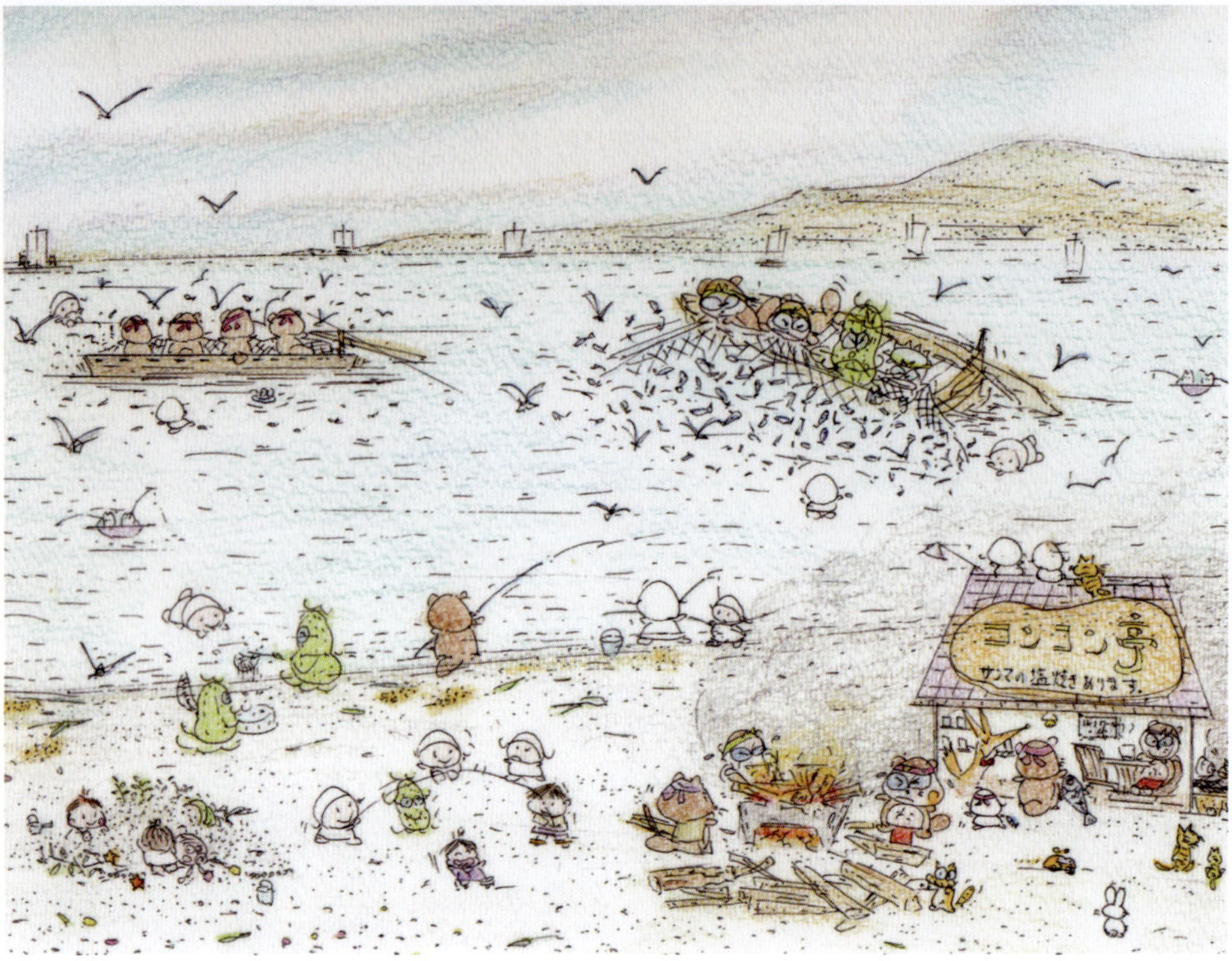

なにかをいっぱい　手放して
なにかをいっぱい　手に入れる

ものなんて　いっぱいいっぱい　いらないよ
命があれば　十分だよ

孤独さえ　愛してしまうあなたなら
きっといつか　花が咲く

愛してと　求めるよりも私なら
あなたが好きよと　言ってるわ

艶っぽいねえ　昔の歌を　見ていたら
自由はやっぱり　自由人

うつ状態・うつ病の経過には、比較的短期（１～２ヵ月程度）に改善する例や、１年くらいの時間を必要とする例があります。もちろん、数年の経過をたどる例も稀ではありません。一般的に、どのような経過を辿るかは予測できない場合が多いのですが、私の経験に照合してその特徴と回復過程を考えてみましょう。

比較的短期に改善する例（１～２ヵ月程度）を紹介しましょう。

１　うつ状態の原因となる大変辛い出来事（大切な人との別れ、死など）があっても、その辛さを思いっきり表現し、悲しみ、泣き叫ぶほど、十分に表現できた例。

（２２歳・女性）初診時、「何もやる気がしない」「一日中、ボーっとしている」「職場へ行く気がしない」「朝、胃が重い感じがして調子が悪い」などの状態が２～３週間続いたために受診されました。診察の中で、３ヵ月前に祖母ががんの診断を受けて入院したため、頻回に見舞いに行っているとのこと。祖母への気持ちを１時間ほど聞きましたが、その際に泣いたり、イライラしたり、怒りっぽくなったりして・・・感情を思いっきり表現されたように思えます。診察を終えて、抗うつ薬や抗不安薬を処方しました。１週間後に再度受診されましたが、向精神薬は１日服用しましたが、眠たくてその後は服用しなかったとのこと。週２～３回、祖母の面会に通いながら仕事も続けているとのことでした。「自分の気持ちを思いっきり表現したことがよかったのかもしれない」と話してくれました。１ヵ月後の受診では、「祖母のことは整理がつきました。祖母のことはかわいそうだと思いながら、何もできない自分を責めてい

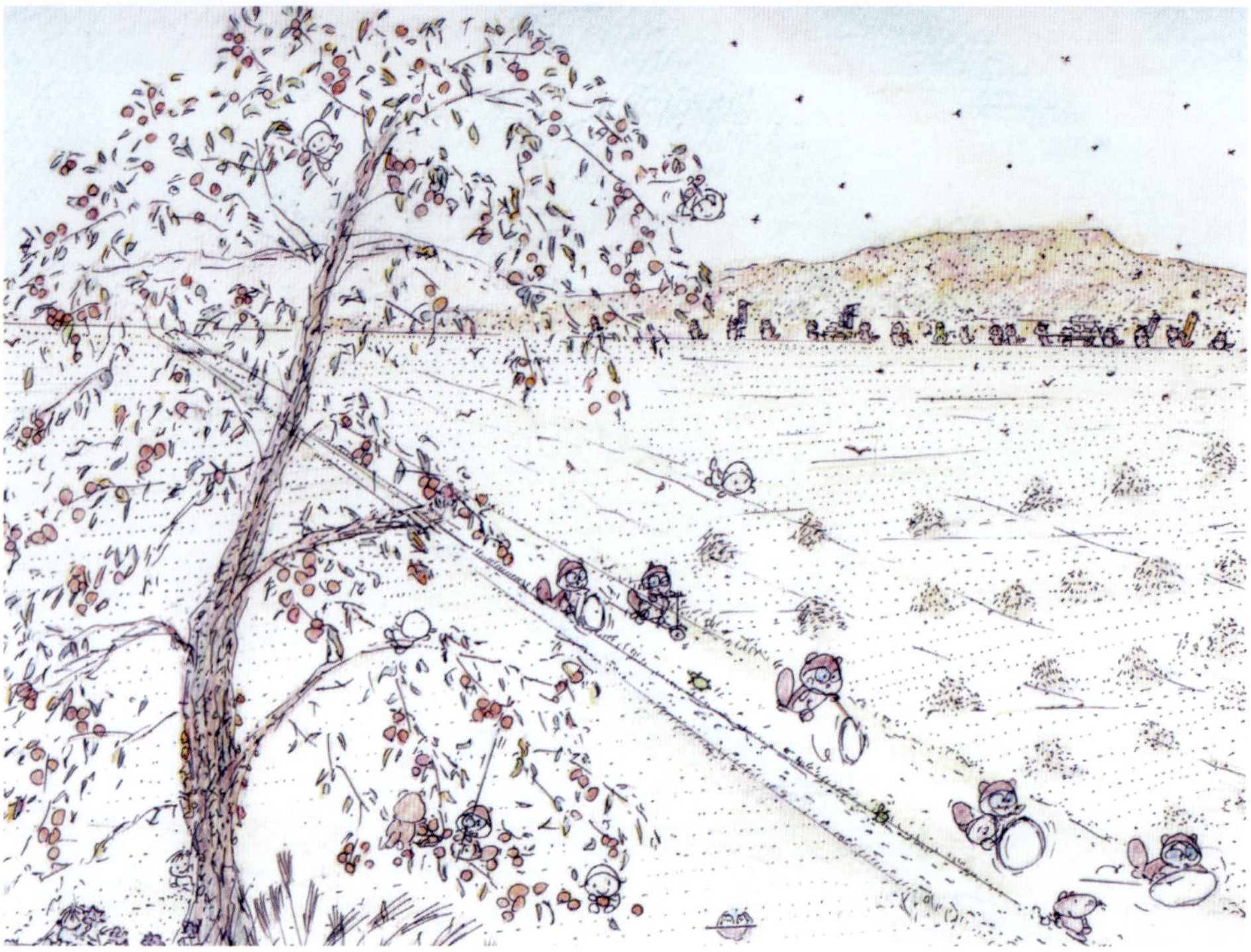

いろんなものが　うごめいて
好きなように　やったらよろし

成功も　物ではないよこころだよ
なにを感じて　なにを得たかだよ

ひとやすみ　勇気を出して
もう一歩　進むことは　休むこと

なにものか　悩んでくらす　そのときは
休めといわれ　あれラッキー！

苦しみよ　いつかはそなたがわたくしの
強さになると　ほほえんだ

たように思います。幸いにも祖母の退院の見通しがつきましたので・・・もう大丈夫です」ということで、治療を終了としました。

このように、自分が置かれている状況を理解し、自分のこころに描く感情を思いっきり表現できる方は比較的短期間で改善していくようです。この方は本来性格的にも明朗な方で、人間関係が良好な方であった印象を受けました。

2　自分の状況がわかっていても、将来の見通しが立たない例

（２４歳・男性）「夜が眠れない」「真っ暗になると、いろんなことが頭に浮かび、怖くなっていく」「朝の気分が憂鬱で、朝食がとれない」といううつ状態を思わせる愁訴で相談に来所。大学院修士課程２年で、就職先の見通しがつかない状態でした。もともと相手の気持ちを察しすぎる性格で、自分が回りからどう思われているか、いつもびくびくしながら生活していたようです。人と介するのが苦手な方で人を避けがちではありましたが、一人になるとそれも辛く、夜はいつも誰かそばにいてほしいという気持ちに悩まされていました。一番大きな悩みは、「先の見通しが立たないことに対する不安」でした。１ヵ月後に担当教員と連絡をとりながら、就職の問題について本人に話し合ってほしいと依頼しました。就職先の問題は教員側も絶対的な保証をしてあげることはできないといわれながらも、お互いに真剣に意見を述べ合った結果、１ヵ月半後にはうつ症状はほとんど見られなくなり、治療を終了としました。

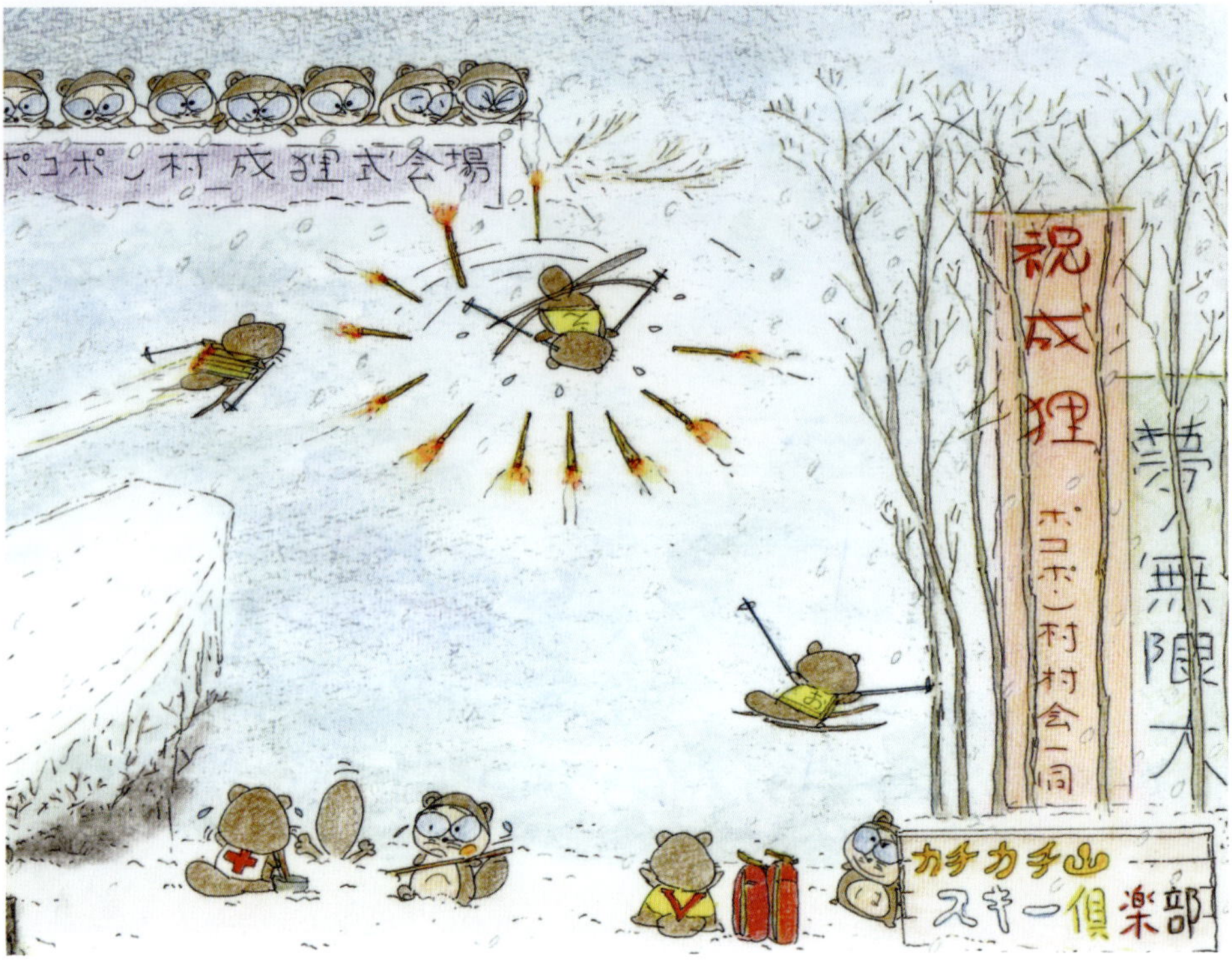

迷いびと　迷えば迷うつぎつぎに
　いろんな声に　会えたのさ

隠しだて　なんにもないよ　からっぽさ
　いつでもどこでも　からっぽさ

会いたくて　いったらなにか違ったよ
　会いたい人は　ここにいた

ありのまま　感じていれば　よかったよ
　かなしみもつらさも全部　受けとめる

精神の　土台がついたなら
　私は私で　やっといられるよ

うつ状態に陥りやすい人は、やはり完璧性という性格上の問題があります。標識がしっかりしているきれいな道は安心して歩くことができますが、ジャングルのような先の見えない道を歩くことはきわめて苦手のようです。そういう意味では、ある程度先の見通しを示してあげることがサイコセラピー上、大切なスキルとなります。

３　性格上自分と向き合うことができず、無理に多忙にして、考える時間を作らず、身体的に心理的に極度に疲弊した状態にある例

（２０歳・女性）何事も全力を投入しないと生きている感じがしない性格。「忙しくしている方が楽です」「空白の時間が辛い」「いつも何かに没頭していたい」「何もしていない時が辛い」「余計なことが頭に浮かんでくる」「無理に過密スケジュールにしてしまう」「暇が休みにならない」などの悩みで相談に訪れました。過食傾向がみられ、その後に極度の罪責感でうつ状態に陥るという悪循環。次第に睡眠障害がみられるようになり、朝が起きれず、大学に出られない状態に陥っていました。強迫的傾向にある自分の行動パターンに気づかせることが先決で、週１回のサイコセラピーを行い、アルバイトの回数を週４回から２回に減らすよう本人およびコンビニの店長にも依頼しました。全体的な負担や仕事量を軽減するうちに時間に余裕がみられるようになり、その結果、睡眠もとれ、うつ状態は１ヵ月以内に急速に改善していきました。

うつ状態に陥りやすい行動パターンとして、知らず知らずのうちに自分の生活パターンを過密スケジュールにしてしまう人がいます。空白の時間は自分と向き合わな

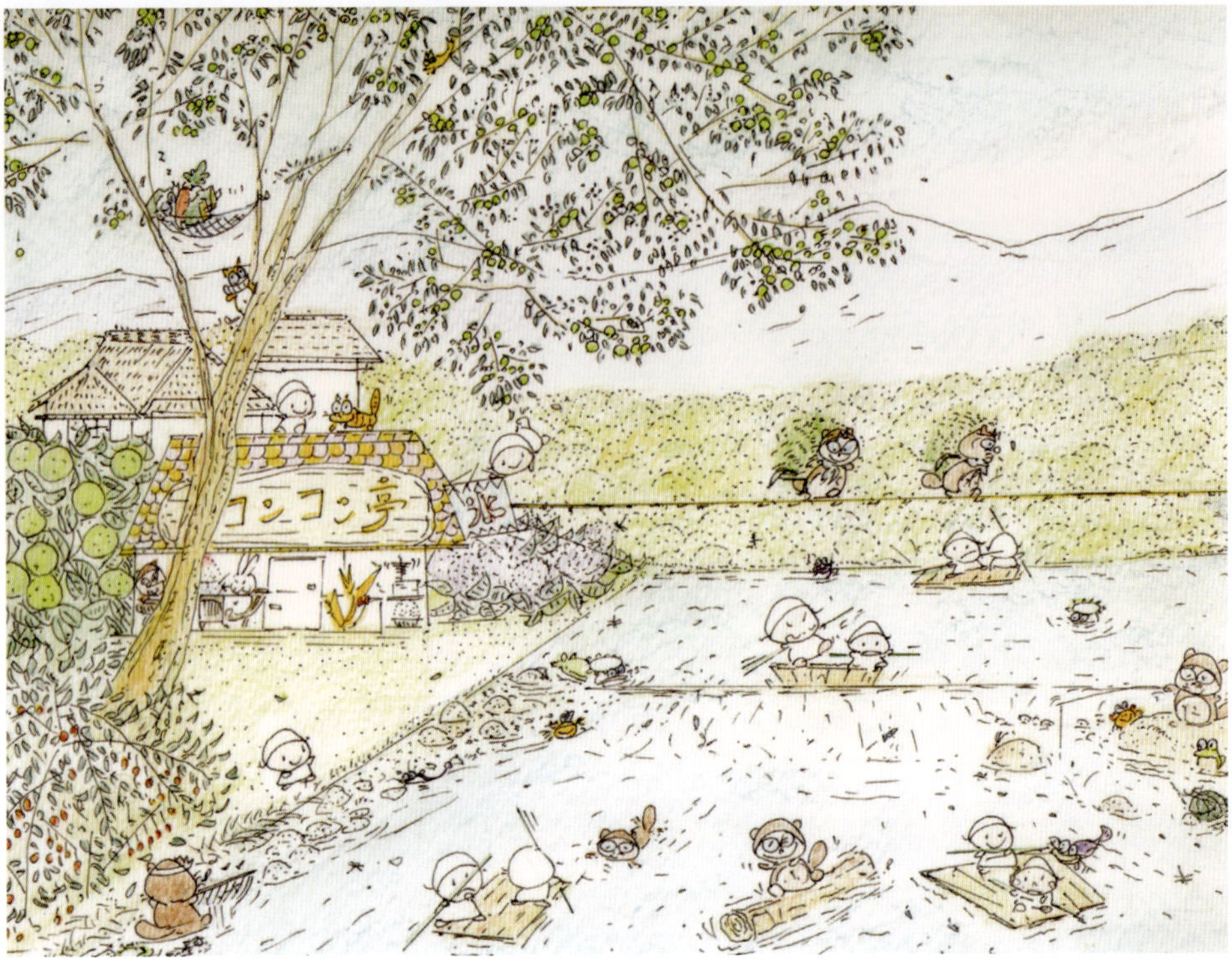

強さより　弱さのほうが　相性ばっちり
そんなとき　いろんなことを感じたよ

傷ついた　こころの弱さを　ありがとう
いろんな人と　友達になれた

どん底に　落ちなければ今頃は
今の自分じゃなかったよ

暗やみに　落ちたからこそ　この出会い
かけがえのない宝物

少しだけ　強さの意味がわかったよ
少しだけ　かなしさの意味が　わかったよ

ければならないため、より辛いようです。しかし、いつも何かをしていないと落ちつかないという強迫性が問題です。自由で退屈なブラブラ時間も大切です。生活の歪みが結果的にうつ状態に陥ってしまうことを自分で気づいていくのを、傍で見ながらちょっとコメントするというのが何気ないサイコセラピーなのかもしれません。

４　自分のことに向き合えず、リストカットを繰り返してしまう例

（２５歳・女性）「自分ではよくわかりませんが、中学１年の頃からもやもやした気持ちになるとリストカットするようになりました」。左前腕部に無数の傷痕がみられ、死にたい願望が切実になったため救急に受診。「自分には生きたい気持ちと死にたい気持ちの両極端があります。しっかり生きたいと思っていても、急に死にたいという気持ちが襲ってきます。自分でも長い間この悩みと戦ってきたつもりですが・・」。爪噛み、脱毛、貧乏ゆすり、まつげ抜きなどのいろんな習癖を経験し、最終的にリストカットに及んでいるこれまでの生活史が明らかとなりました。ただ、自分の生き方をこれまで誰からも否定されたことがなく、誰ともこの苦悩と真剣に語り合ったことはなかったようです。結局、私の提案は「精一杯に生き過ぎていること。頑張り過ぎだから休みが必要。リストカットは自分の辛さを痛みに変換して楽にしているだけのこと」と比較的ずばりと指摘しました（一般的にサイコセラピーは、かつてＴＶ上で話題になっていた細木数子さんのように、ずばり指摘することはありませ

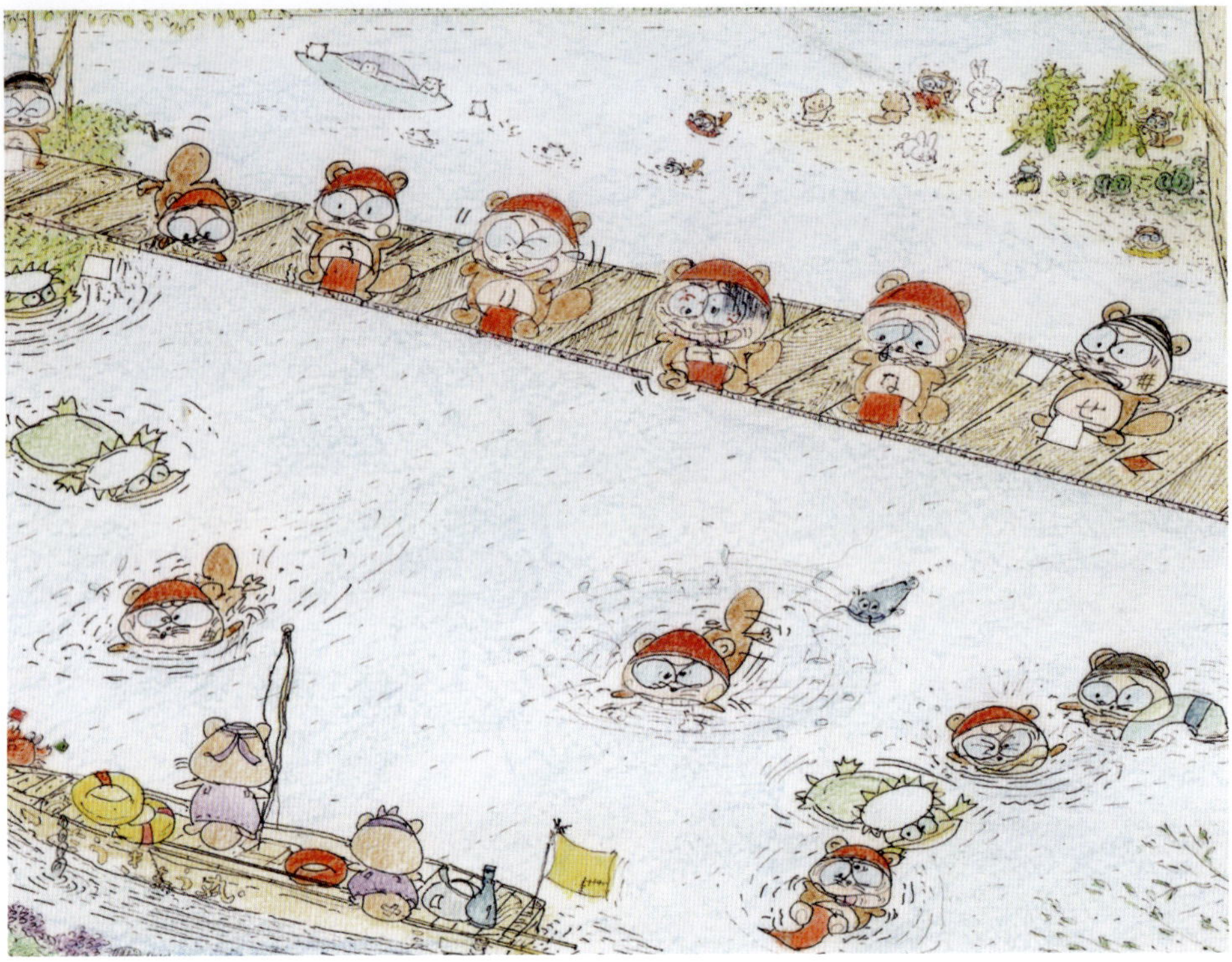

乗り越えて　行くのは少し恐いけど
きっとひとりじゃないからさ

ありがとう　きっと君に会えたのは
闇が会わしてくれたんだ

さびしさを　おしころしたやさしさは
どんなに隠しても　伝わるんだ

助けたい　そう思うそのこころ
痛みを知ってる　証拠だね

かなしさや　いろんなものを乗り越えて
自分らしく　いきましょか

んが・・・）。２回ほど相談に訪れましたが、その後中断。半年後に突然相談に訪れ、今は元気にしていますと笑顔で応対。彼氏との関係もそれなりに終止符が打てたと言っていました。

境界性パーソナリティ障害という人格上の問題がみられる人が増えてきているかなあと思います。中間のスタンスがとれず、０か１００といった極端な生き方です。リストカットの繰り返しで、最終的に０の状態、すなわちうつ状態に陥って受診されます。適当、ほどほど、まあまあ、真ん中という生き方のスタンスがとれないんですね。人生！全力投球。最終的には自分の生き方の無理を誰によって気づかされるか？私の経験で一番多いのは彼氏さんでしょうか。日常的に一番長い間、接していますから。身近な人の生き方と自分の生き方を照らし合わせて、自分の無理に気づいていくのでしょう。一般的には長い経過をたどるのですが、本例では比較的短期間で深刻な問題を通過できました。彼氏ととことんまで言い争って、自分なりの結論を見出すことができたからでしょう。

５　離婚届をつきつけられ、反応的にうつ状態に陥った例

（４０歳・男性）夫婦関係が途絶えながらも、お互いがぶつかり合うこともなく過ぎていった２～３年間。表面的には仲のよい夫婦。近所でも評判のよい家庭であったようです。仕事も双方順調で経済的にも問題はなく、敢えていえば仕事が忙しく帰宅

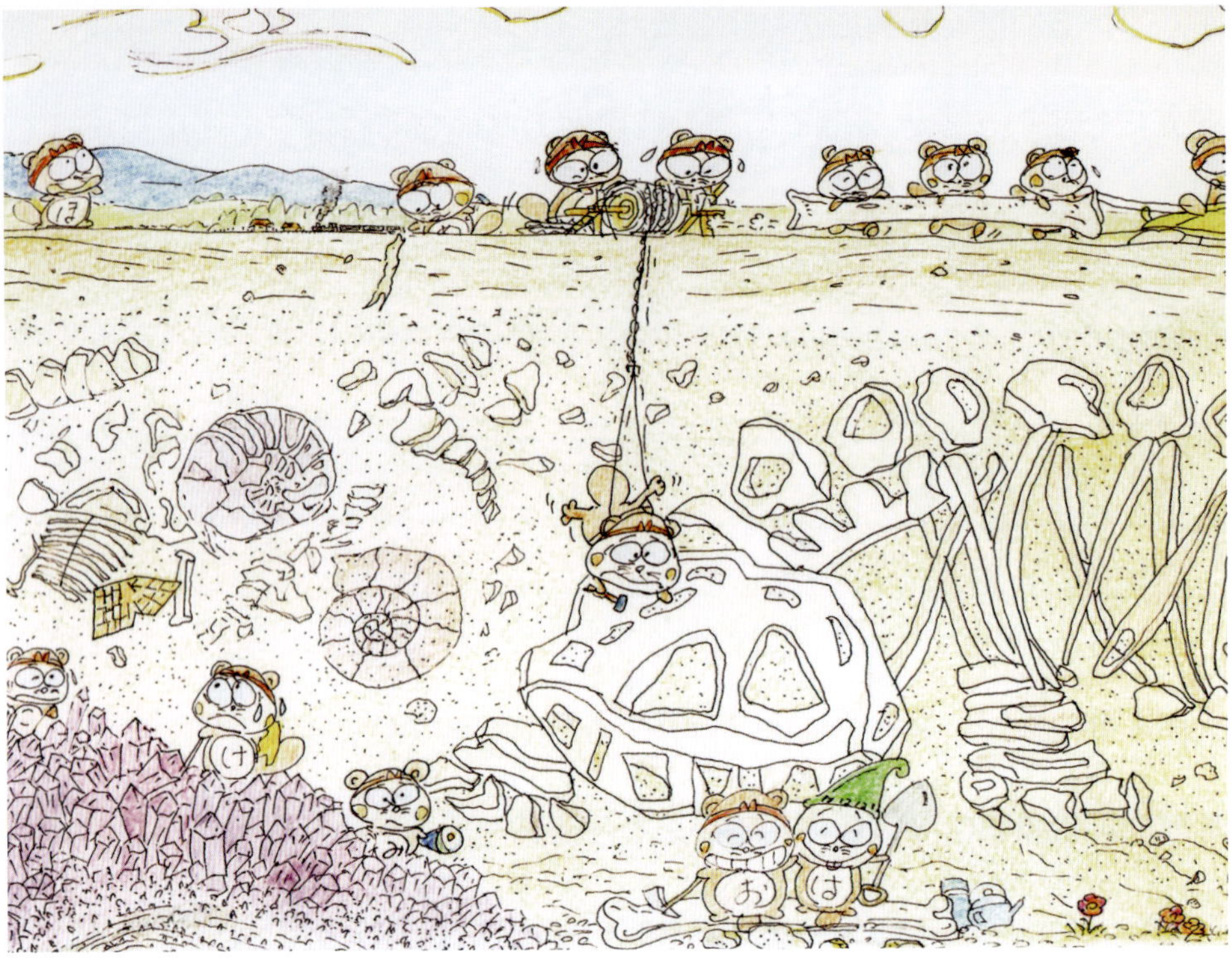

冒険者　あらゆるものをうけとめて　自分らしくいけたなら
それが君のゲットトレジャー！（一番好きで～す）

おだやかな　日差しのなかにひそんでる
かなしきかげを　助けたい

自由にと　言葉にするより行動で
やっちゃってたら　それでいい

理屈では　ないのだよ冒険は
ほしいものはほしいのさ

強力な　理性もどこか飛んでいく
人である以上はね

時間が遅くなることはあったようでした。いつものように本人が帰宅すると、突然台所の上に一通の手紙が置いてあり、離婚を申し出る内容が書かれていて、その後配偶者は家に帰って来ませんでした。そのショックで眠れず、仕事に対する意欲が薄れ、涙もろくなり、食欲も低下し、語る相手もいないことから、どうすればよいのかわからなくなり、相談が依頼されました。週１回、これまでの生活史を十分に傾聴しました。当初は涙の連続。自分を過剰に責め、自分のどこが悪かったのかを無理に探そうとしていました。過去の出来事を何度も思い返し、後悔の念との戦い。一方では、怒りの感情が湧いてきて、自分は何も悪いことをしていないのにどうしてこうなったのかと、怒りを投げかける対象を求めていました。無理に相手に合わせてあげようとしていたための限界だったのか？衝突を避けていたことがよくなかったのか。しかし、冷静に受け止められるようになったのは２ヵ月後。自分で解決しなければならない経済的な問題やさまざまな書類上の問題も処理できるようになりました。何度か修復の機会があったもののお互いの決心は変わらず、大きなしこりも残ることなく気持ちの安定は一応得られたようでした。

　予測のつかない出来事、トラウマというのは大変辛いものです。しかし、そのトラウマが遷延化しないためには、なるべく早期に（１ヵ月以内）自分の気持ちをすべて第三者に客観的に聞いてもらうことが大切です。その辛さを十分に表現できた場合、その出来事が何度も夢に再現したり、慢性的なうつ状態に移行することはないと言われています。

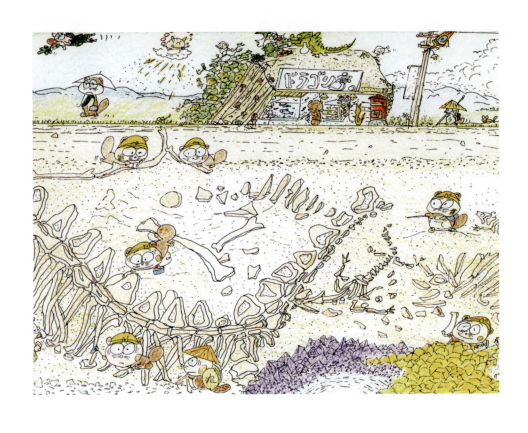

やさしさは　つたわるものだよ　どうしてか
　いごこちがいい　あったかい

憎しみは　いつのまにやら　あたたかく
　かっこいいものに　なっていた
攻撃的な　ロックや　ギラギラしたものが
　好きになってた　ありがとう

こだわりを　すてられるそのわけは
　自分に正直だからかな

自由にと　ねがったならばその夢を
　己の力で　手に入れろ（好き～）

苦しみを　いやだというな苦しみは
　大切なことを　教えてくれる

以上、比較的短期間でうつ状態が改善した例をあげてみました。いずれの例にも共通している特徴は、原因となる問題が急に生じていること、その問題に対して自分の気持ちを十分に表現していること、本来の性格が比較的健康であったこと（対人関係に支障が少なかったこと）などがあげられるでしょう。直面している問題に対して逃げることなく、誰かと相談しながら問題解決に向かって対処できた場合、短期間に改善しているようです。また、問題解決の結果がどうであれ（良くない結果になる場合も多々あります）、自分でできる範囲の努力を惜しまず、逃げなかった、蓋をしめなかったということが、よい結果をもたらしたのではと思います。

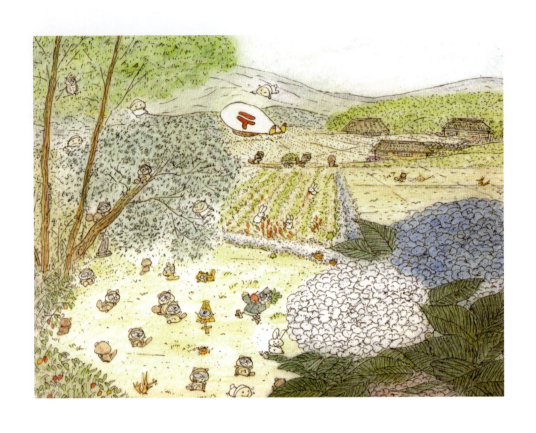

夕空が　暗やみの空へ　染まっていく
　もう星空の　時間だね

狂気んは　あいかわらず　かっこいいねぇ
　鋭利な刃物で　切り裂いてる感じ

狂気んは　傷つけることは　しないけど
　傷ついたものの　痛みを知ってる

しにがみん　死の意識を　もっている
　ただぼんやり　鎌をもつ

とげとげみん　自分の刺を　受け入れて
　まんまるなごみんに　なるのが夢

第６章　男性のうつと女性のうつ

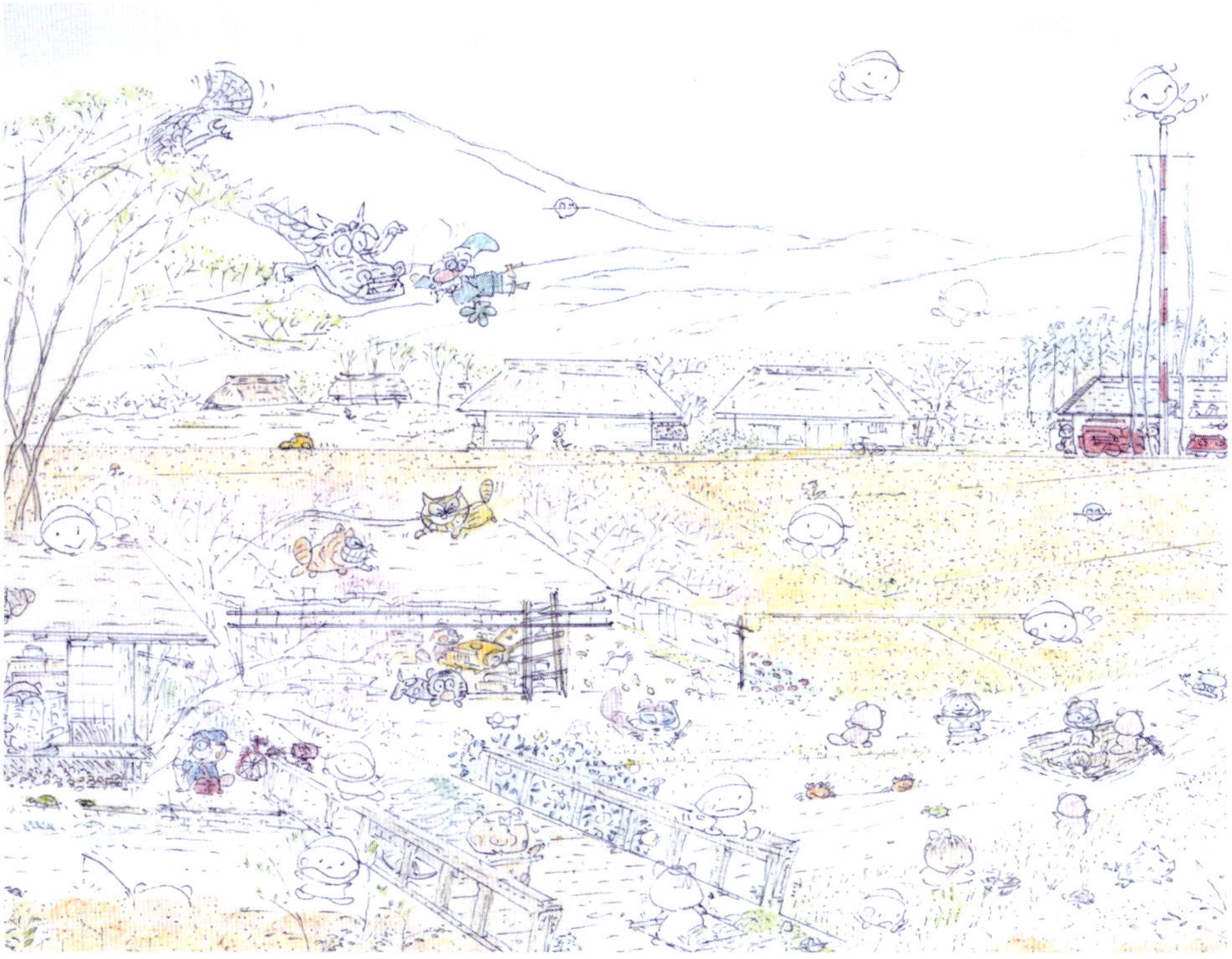

男性のうつの特徴は、精力の衰えと関連しているといえます。40歳を越える頃から約40%の男性がある程度の精力減退を感じ始めます。それと同時に、うつ、イライラ、気分の易変性を体験しますが、それらが男性のうつの特徴でしょう。男性にみられるうつは、いろんな原因で症状があるとはいえるものの、これまで記載されている典型的な症状とやや違う印象を受けます。男性は本能的に強くあらねばという意識があり、精力の問題とうつとの関連を否定しがちです。男性にも女性と同様に性の閉経があるようで、次の問題をみるとそれが明らかになります。

1）男性は女性よりはるかに自殺が多く、米国では自殺者の約80%が男性という問題があります。

2）中年の男性における自殺は３倍となり、65歳を越えると７倍に増加しています。

3）うつ病の既往がある男性は、自殺の危険が78倍あったという報告もあります。

4）うつ病に罹患しても、男性の場合、病院への受診になかなか繋がらないという問題があります。

私の治療経験によると、大学生のうつ病にみられる症状として、男性は怒りなど自分の周囲の人々を攻撃する傾向（自分の担当教員が問題で自分がうつ状態になった、など）にあり、一方女性は怒りを自分に向けて自分を攻撃する傾向があるように思います（私のために、担当教員に迷惑をかけている。自分がつまらないから、など）。ジェド・ダイアモンドの著書が提示しているうつ病の男女差について、表にして紹介してみましょう。

男性のうつ	女性のうつ
他人を責める	自分を責める
イライラ感	無気力
疑いやすく、自己防衛的	不安で、恐怖を持ちやすい
葛藤を作りがち	葛藤を避けがち
敵意を表現しがち	立派であろうと試みる
傷ついたとき、攻撃しがち	傷ついたとき、ひきこもりがち
他人から自尊心を求めがち	自尊心に悩む
世の中が失敗させていると感じがち	生来、失敗しがちと感じがち
落ち着かず、焦燥感に満ちている	時間に遅れがちで、神経質
時間を強迫的に守ろうとする	延期しがち
過眠がち	不眠がち
金銭面ですべて統制が必要	自他の区別をつけるのに悩む
自分が誰なのかに屈辱を感じる	自分が行ったことで罪悪感をもつ
十分ほめられないと挫折感をもつ	ほめられるのが気持ちよくない
弱点や疑心について話すのは辛い	自分の弱点を話すのにそれほど問題ない
失敗への恐怖が強い	成功への恐怖が強い
安心を得るのに、自分が一番すばらしいと感じることが必要	安心を得るのに、みんなと溶け込めることが必要
癒しにアルコール、スポーツ、セックスを求める	癒しに食事、友人、愛を求める
夫婦、同僚、両親、子供が自分によくしてもらったら、問題が解決すると思う	夫婦、同僚、両親、子供がよくなったら、問題が解決すると思う
自分は十分愛されているかなあと思う	十分愛されることができると思う

メンタルクリニックやメンタルヘルスの相談で、よく夫がうつ状態・うつ病が長引いているがなかなか病院を受診しないとか、受診しても治療を継続しないという家族の悩みを受けることがあります。その際、男性のうつの背景には、基本的な自分を守るための防衛機制から、否認（病気を認めない）が強いことを知っておく必要があるでしょう。妻や両親、子供から強く言われて、やっと受診の運びとなることも多々あります。

男性のうつをうまく治療していくアプローチとして、以下のことが大切です。

・運動や食事（夕方の散歩、飲酒やタバコを控えるなど）

・十分に休めるような診断書の交付を受けること（職場の上司や同僚への説明なども含み、妻が定期的に上司に状況報告をしてあげること）

・男性の場合は家長としての誇りを傷つけないこと（女性の場合は家事を最低限できていることを認めてあげること）

・お互いに過度の心配をしないこと（過度に心配することがかえって相手に非常な負担を与えてしまう、例えば何度も電話やメールを送るなど）

・抗うつ薬の理解と服用、性生活における問題をお互いに理解してあげること

・お互いに助け合っているという安心感

・自殺だけは避けて、場合によったら入院も考慮すること（特に男性の場合、仕事を休んで自宅にずっといることが辛い）

男性と女性はそれぞれ内分泌機能が異なり、社会的にも立場上の違いがあります。お互いにそれを受け入れた上での治療的な配慮が必要です。症状の違いだけではな

く、お互いの自尊心を傷つけないような人間関係の調整が重要です。私の考えでは、男性の場合、入院を積極的に考えてみるのもいいでしょう。一度関係を切り離すことでお互いが楽になることもあります。うつ病を抱える家族は、病気の遷延化に伴って、先が見えない、仕事を休むために生じる経済的な問題、夫婦崩壊や家族崩壊など、人間関係が徐々に最悪の状態に陥りやすい傾向があります。それを埋めるためには、人間関係が破壊されないように病気としての理解と安心感を与えながら、少しでも不安や恐怖感を軽くできるよう家族が支えるしかないでしょう。何度も家族関係が破壊寸前に陥りそうになると思いますが、その経験を重ねるうちに、しっかりとした人間関係が作り上げられる場合もありますので、やはり時間をかけて待つことをお薦めします。

第７章　うつ克服体験記

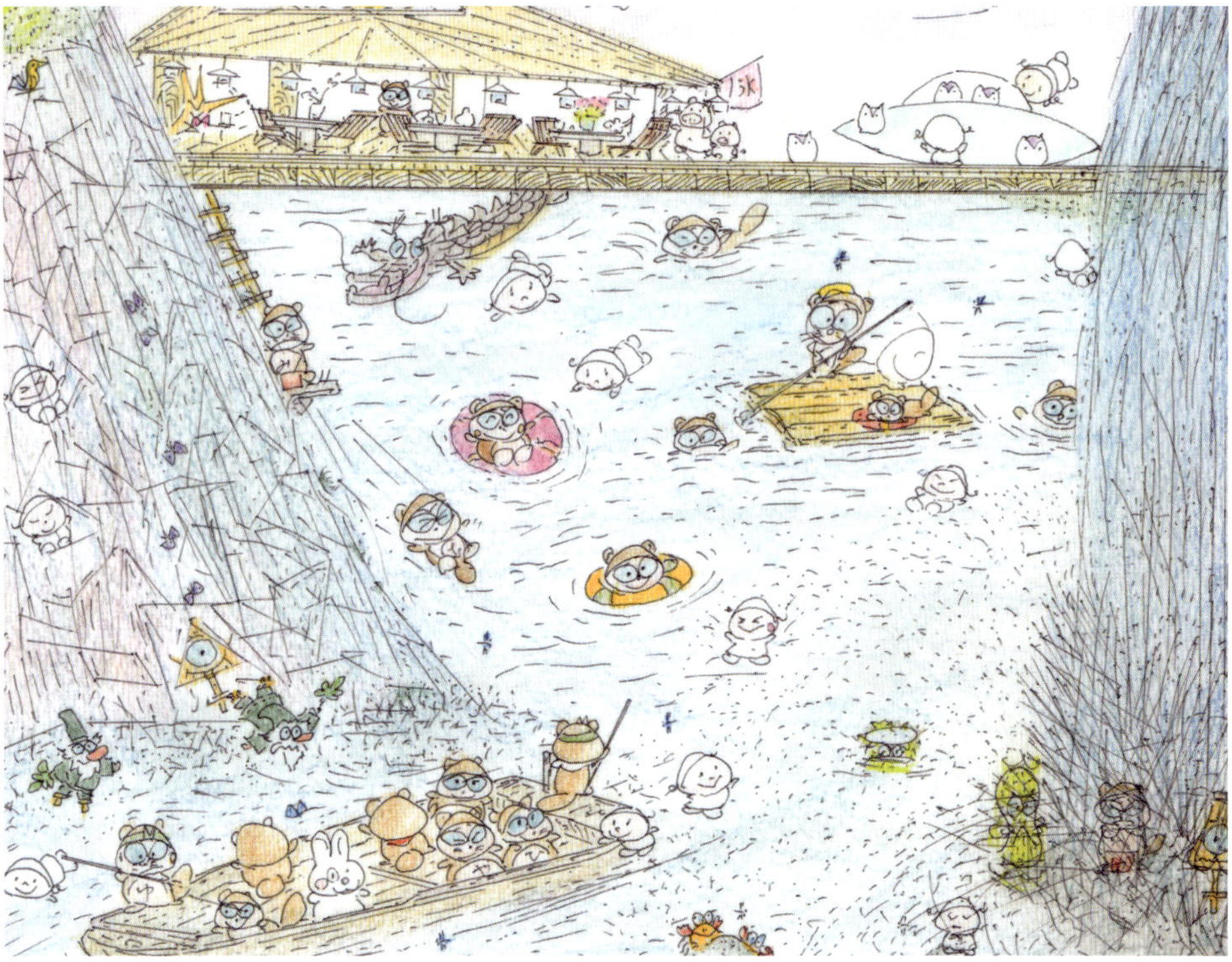

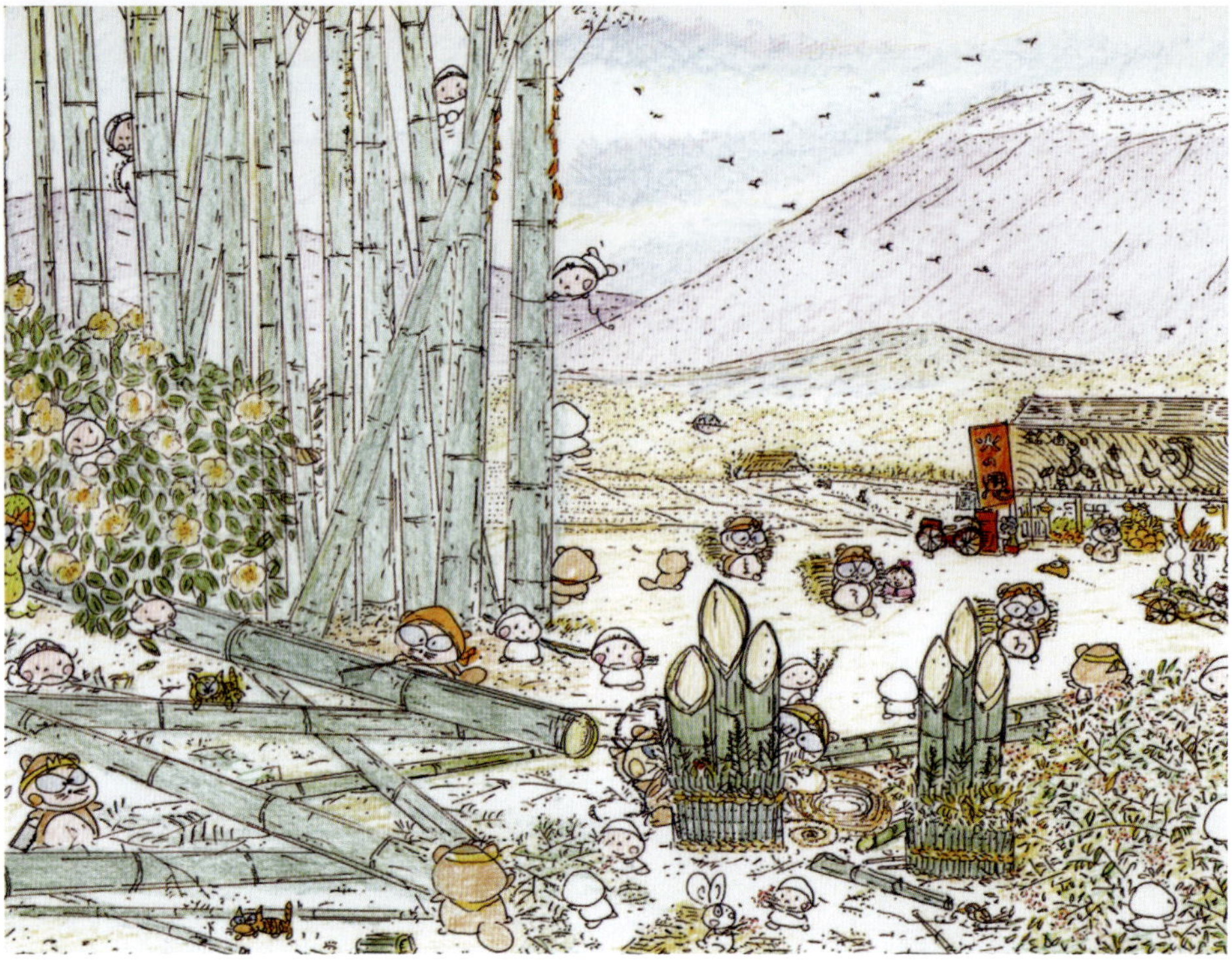

どうしても　なくしたくない大切な
宝がいつも　ここにある

苦しみは　いろんなものを連れてくる

命懸け　本気でぶつかってきてくれる
そんな関係　悪くない

精神の　土台がついたなら
それまで待つよ　すぐそばで

そばにいる　それだけのことで　なんとなく
君の本性　わかるのさ

現在、大学生がどのようなストレスを体験し、そのストレスに耳を傾けるカウンセラーはどのような立場でどのような対応を行っているのでしょうか？大学生が自身の問題をカウンセラーに語りかけ、ともに考える中で、どのような変化が生まれ、気づき、その問題解決をはかり、成長しているか？学生の視点から、彼らの手記および体験談を参考にして、考察したいと思います。なお、個人のプライバシーを尊重し、一部改変を行った上で、印刷物になることの承諾を得ています。

症例１　学位取得を背景としたストレスに悩むうつ状態の大学院生（心のクセと上手に付き合う）

原因は人間関係だと思っていました。でも、人間関係はうつになる『引き金』だったのですね。うつになる原因は、『心の〝誤った〟姿勢』にあることを学びました。うつ状態からの回復プロセスは、自分が嫌なことや苦手なことに対する『感じ方』や『心のクセ』を見つめる期間でした。

私の場合、他人に媚びやすい、人の評価を基準に自分を捉えがち、人から立派だと思われたい、いい人だと思われたい、過去の出来事を引きずりやすい・・・などなど。特に、他人を基準に物事を判断しがちな『心の誤った姿勢』を自覚するプロセスでした。

それにしても、人間の心は良くできているのですね。自分が目をつむってきた嫌な面（マイナス面）を自覚すると、誤る回数が少なくなるようです。マイナス面を無理して取り除くのでなく、マイナス面を自覚したことでこれと上手に付き合えるようになってきた。自分の正直な感情との付き合い方を知ったことで、元気な精神状態に回

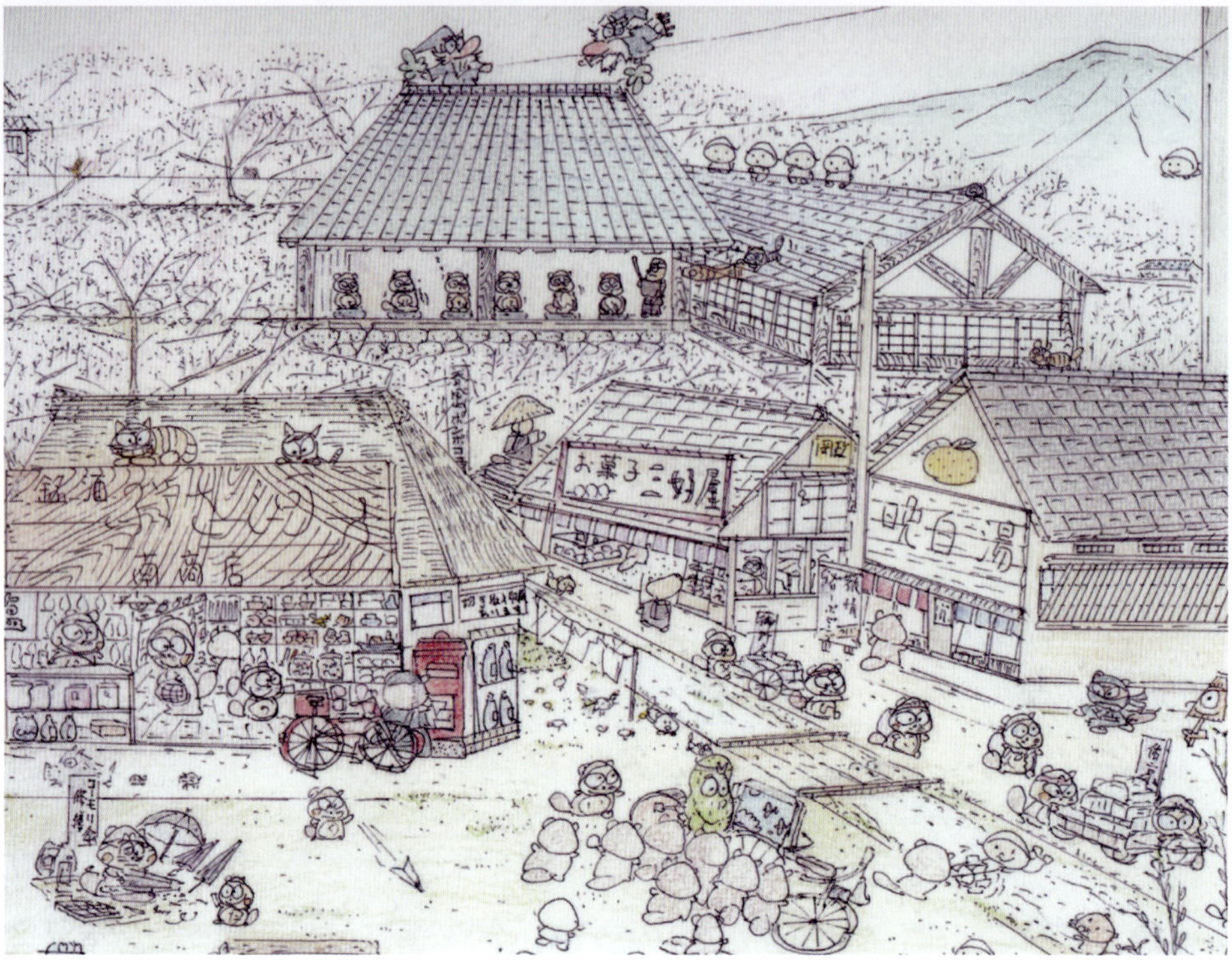

やさしさは　なんにもしないで
　伝わった
本質を　いつもどこでも見ていたい
　苦しみが　足りないのかな
からっぽで　ありのままが合い言葉　私が一番
　好きなもの　苦しんで　支え合って生きていく
やさしさは　いろんなとこから　やってきた
　いつも包み込まれて　いたんだね
どんなにか　つらかっただろうねと　伝わらなければ
　せめてもの　願いをこめて　一発殴る

復してきているようです。・・・とは言っても、うつ状態のとき、自分を振り返る余裕はゼロ。運良くカウンセリングの門をたたいたことが『負の方向』に振り切れた人生の振り子を『正の方向』に押し戻すことができ、『いま』に繋がっています。

カウンセリング受診前の精神状態

さて、カウンセリング受診前の１２月下旬。自分はダメだ、自分は無能だ、何をやってもダメな気がする、自分は期待に応えられない、自分に価値はあるのだろうか・・・など、自分を責め続けていました。罪悪感。そして、この窮地を脱しようとポジティブ啓発本を買い込み、読みあさり、起死回生の一発逆転ホームラン的な（実現不能な）目標を設定するなどしたため、自分の『真の実力』と『あるべき理想の姿』とのギャップにますます苦しめられていきました。

朝起きたくない、研究室へ行く時の吐き気、人と会いたくない、食欲が落ちる（特に昼食）、やる気がおきない、ちょっとした番号（携帯、電話、郵便ほか）の一部を思い出しにくくなる・・・などの症状。そして２日連続の休み。

昔の元気な自分でないことは気がつくのですが、どうしたら良いのか分かりませんでした。でも、私は運が良かったのだと思います。３日目の朝刊掲載の運勢が『体調異変が３日続いたら検診。なめると思わぬ重症に』との記述。「今日で欠席が３日目だ。やばい！」これが、人生はじめてのカウンセリングを受けようと思ったきっかけでした。案外、単純だったのです。

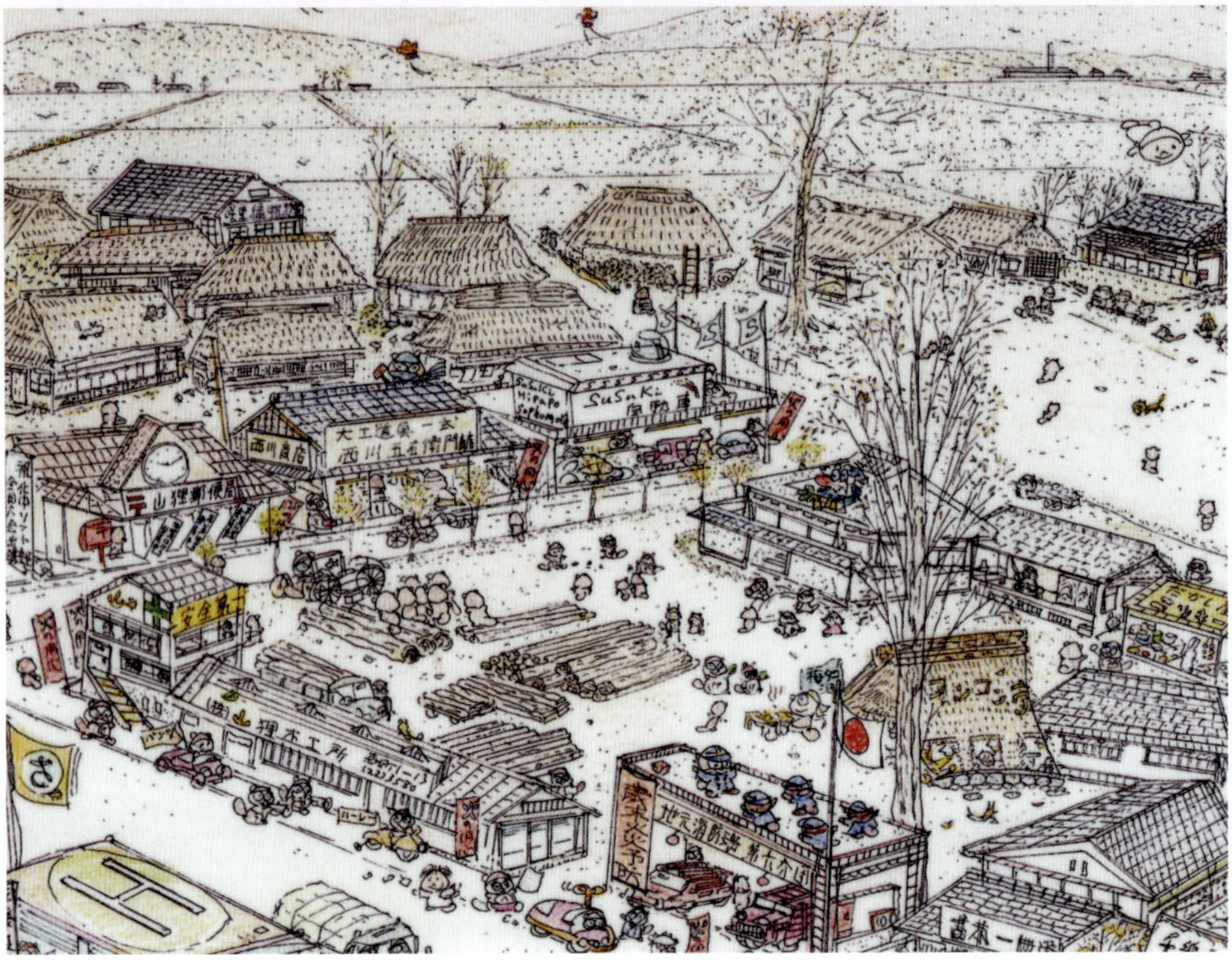

かなしい目　そんな顔して強がって
　何年か前の　私と一緒

ゲームでも　込めた思いが一緒なら
　なぜか心に　一直線

人間は　鈍感じゃないよ結構ね
　パーンと一発　見抜かれる

美しい　調べにのせてかなしさの
　旋律聞いた　届いたよ

吸収を　せねばと早くいそぐより
　のんびりしたら　ふってきた

『共依存関係』の断ち切り

病んだ精神状態から元気な自分を取り戻す第一歩目は、うつの引き金となった（特定の）人物との関係を断ち切ることでした。私の場合、『学位を出す側と学位をもらう側』、『研究を指導する側と指導を受ける側』での共依存関係の解消です。ただ、媚びやすい性格を持つ私は、不満や不快な感情を相手に伝えることが苦手です。しかし、あるとき自分の本音（欲求）に気づいたのです。

「相手に媚びる姿勢は、感情をストレートに言って相手を傷つけることを心配しているのではない」「これをきっかけに、相手が自分を嫌いになること、すなわち自分が傷つくことを避けたいがためにとっている行動なのかも・・・」と気がついたのです。不愉快、不快を感じてきた（特定の人物との）人間関係の清算は、共依存関係からの決別と他人に媚びてきた姿勢からの決別という『二つの決別』の意味を持っていました。再び罪悪感が襲ってきた！

人間関係の決別は、会わなければ済むから簡単でした。しかし、人間関係の清算のあと、再び自分自身を責めるプロセスが襲ってきました。「相手との関係を断ち切ったが、良かったのだろうか」、「関係がうまくいかなかったのは、自分にも問題があるからではないだろうか」、「病んだ心を休めるために何もしないのは周りに申し訳ない」、「自分はやっぱり能力がないのではないだろうか・・・」など、自責の念です。

再び罪悪感が芽生え始めたころ、カウンセリングの先生は言いました。「フナの体を糸で縛ると溺れてしまう。自由に泳ぎまわれないから。いまのあなたがその状態。目に見えない糸で縛られている。でも糸には、人に縛られたものもあれば、自分で自

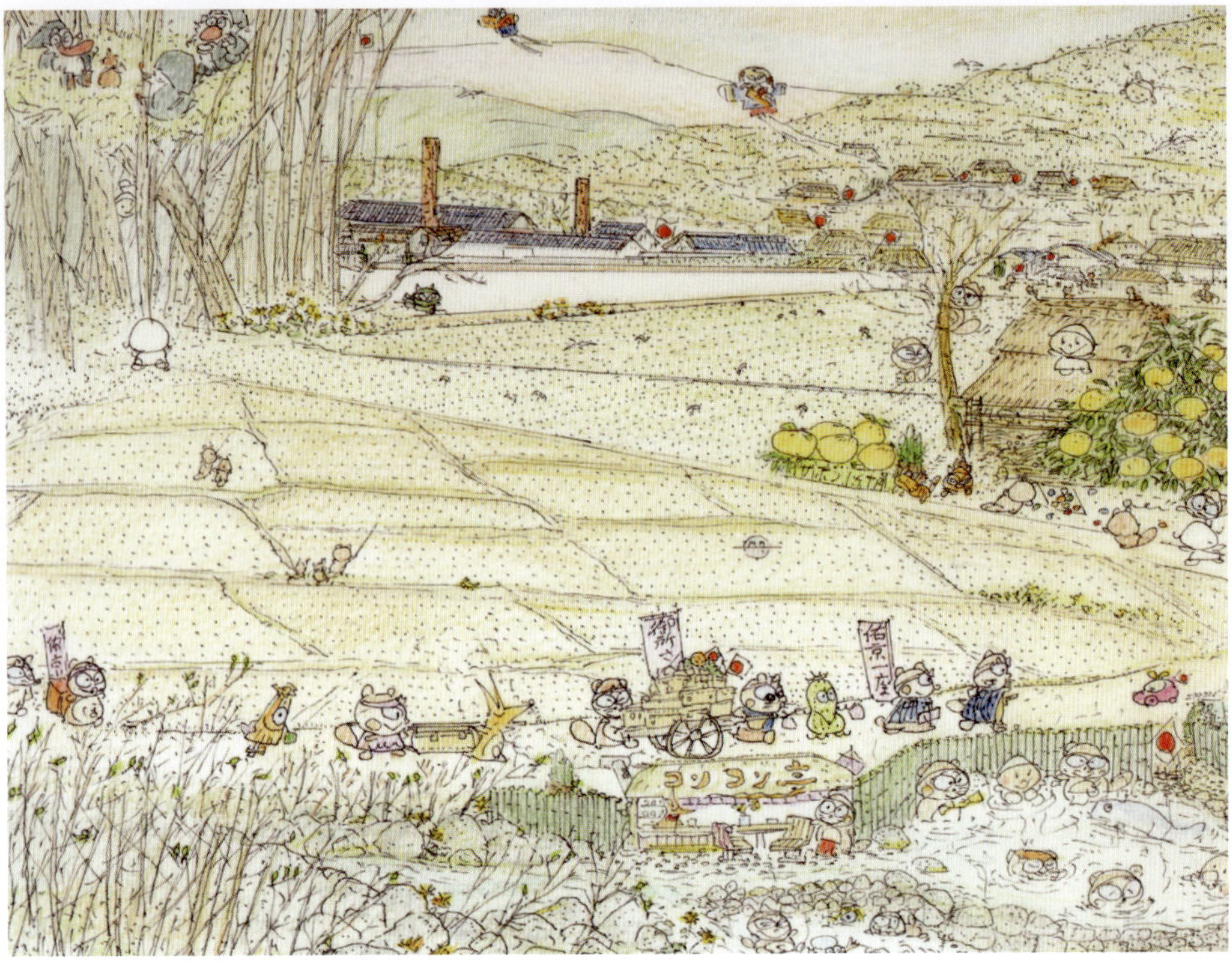

ほっとくと　心はいつも自由人
どんどん言葉が　わいてくる

かなしさを　吐き出す方法見つけたら
かなしさも悪くないときたもんだ

はじめから　さいごまではわからない
どこでおわるか　わからない

どうしても　理性はこころにまけちゃった
やったぜこれで　気が済んだ

もう一度　やってみようかあのころの
自分にかえって　無邪気にさ

分を縛っているものもある。自分で縛った糸を解くには、あるがままの姿勢、開き直る姿勢、自分を愛する姿勢・・・などを心がける」。なるほど。自分自身で縛った糸かぁ・・・。心あたりがあります。嫌な人を考えまいとする思考。他人から立派に見られたいという思考。目標を高く設定しがちな思考。失敗を恥ずかしいと思う思考。過去の出来事に固執する思考・・・など。私は考えました。「どうしたら、こうした縛りから解放されるのか・・・」

『縛り』からの解放

『共依存関係の清算』が自分の外側の整理整頓と例えるなら、『縛りからの解放』とは自分の内側の整理整頓といった感じでしょうか。私は『縛りからの解放』として、目に見えるものから『捨てる』という行動をとりました。１０代後半から持ち続けてきた本、買い込んだポジティブ啓発本、ｅ-メール、携帯メール、捨て切れなかった小物類などの大処分です。この『捨てる』という行動が大きな転機となりました。他人から『立派に見られたい願望』が強い私は、書籍を通じて『知識』を増やそうという傾向が強かった気がします。

そのため、過去に読み、手に触れた品々は、『いまの私』を確認できる『安心材料』。こう考えてきた私にとって過去の品々を捨てることは、『いまの私』を失うかもしれないという不安もありました。でも、じゃんじゃん捨てました。

カウンセリングを通じて、うつから抜け出る答えは、他人の書いた物語や過去の品々にはなく、まさに『いまを生きる自分』にしかないと気がつけたからです。する

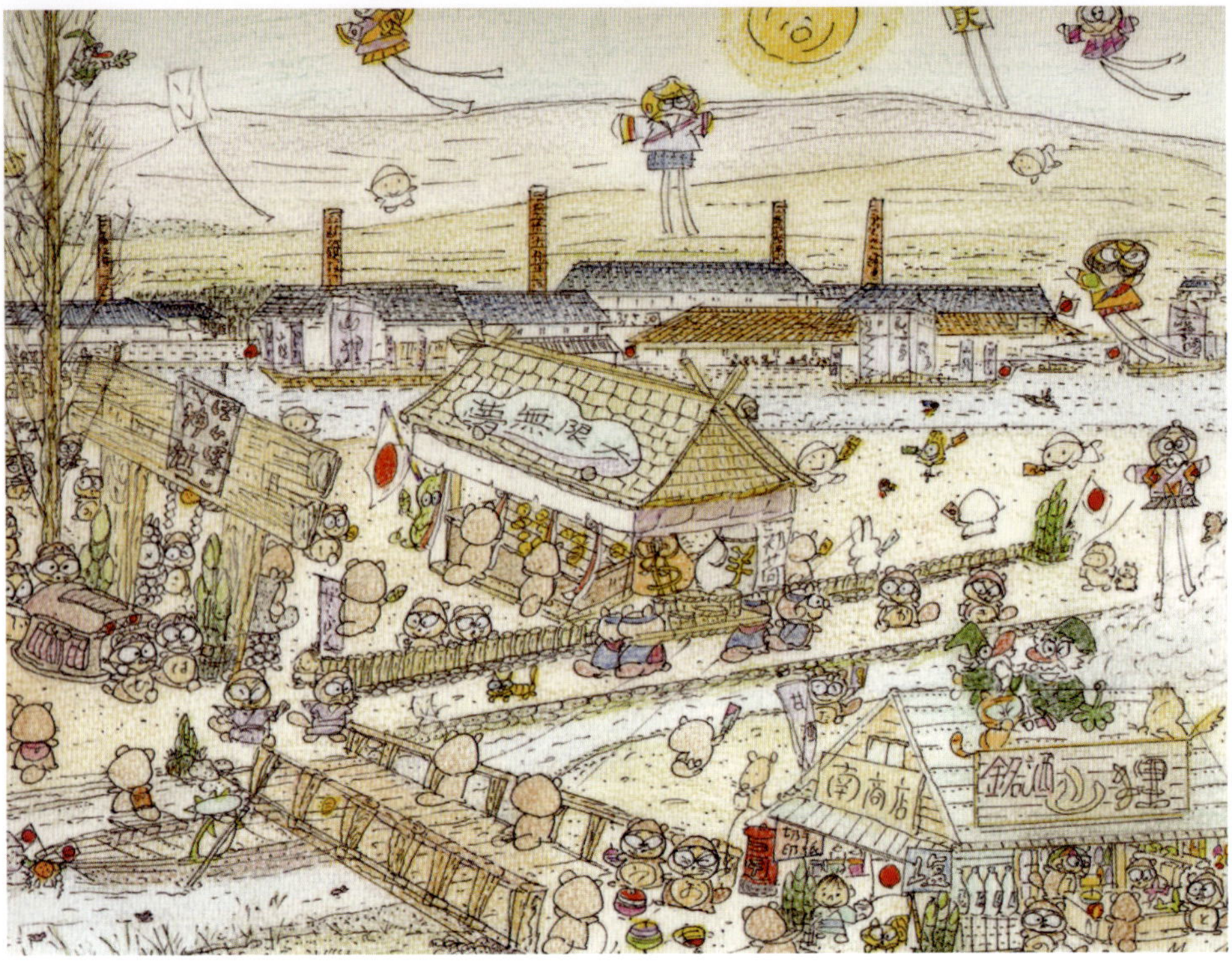

恐れなど　もっちゃいけないそんなのは
ただの我だもん　広く見て

からっぽに　なってどこへいこうかの
いってみたい　とこばかり

どんどんと　からっぽ無我に近づいて
どんどん軽く　なっていく

手放して　なにに執着してたか
捨てたら捨てたで　からっぽさ

からっぽになっていくよ　どこまでも
ぽんぽん捨てて　表現しよう

と、不思議な変化がありました。過去の象徴だった品々を捨てはじめたことで『考え方』、『出来事』、『人間関係』などに対しても捨てる感覚（とらわれない感覚）が徐々に身につきはじめたようなのです。『捨て上手』になること。これを心がけたことで、『いま現在』に目が向き始めました。『いまを生きる』ということに意識的になったことで、『あるがまま』の状態を受け入れる姿勢や、過去への後悔や未来への不安を気にしてもしょうがないという『開き直る』姿勢が身についてきました。

さらに、意識的に『自分を愛し』、いろいろな決断のとき自分の気持ちを優先的に考えだしたことで、心にゆとりが生まれ始めました。罪悪感を考えまい、取り除こうとするのでなく、いま現在を（意識的に）生き、あるがままの状態を受け入れ、開き直り、そして自分を愛する。これを心がけていたら、自然と罪悪感が消え始めていた気がします。そして、捨てることで人生がシンプルになり、新しい物事や新しい人間関係など、いろいろなことを受け入れるための『ゆとり』が出てきたような気がします。人間の心は本当に良くできているのですね。

『捨て上手』『愛し上手』がコツだと学んだうつ

人間関係、仕事の問題、子供の教育、お金の問題、近所付き合い・・・など、不安を抱かせる出来事は、日常のいたるところに転がっています。

うつを経験した私にとって、これらは全て『引き金』。いつでもうつが待ち構えている！しかし今回の体験から、私なりにうつを避ける『心がけ』を見つけられた気がします。

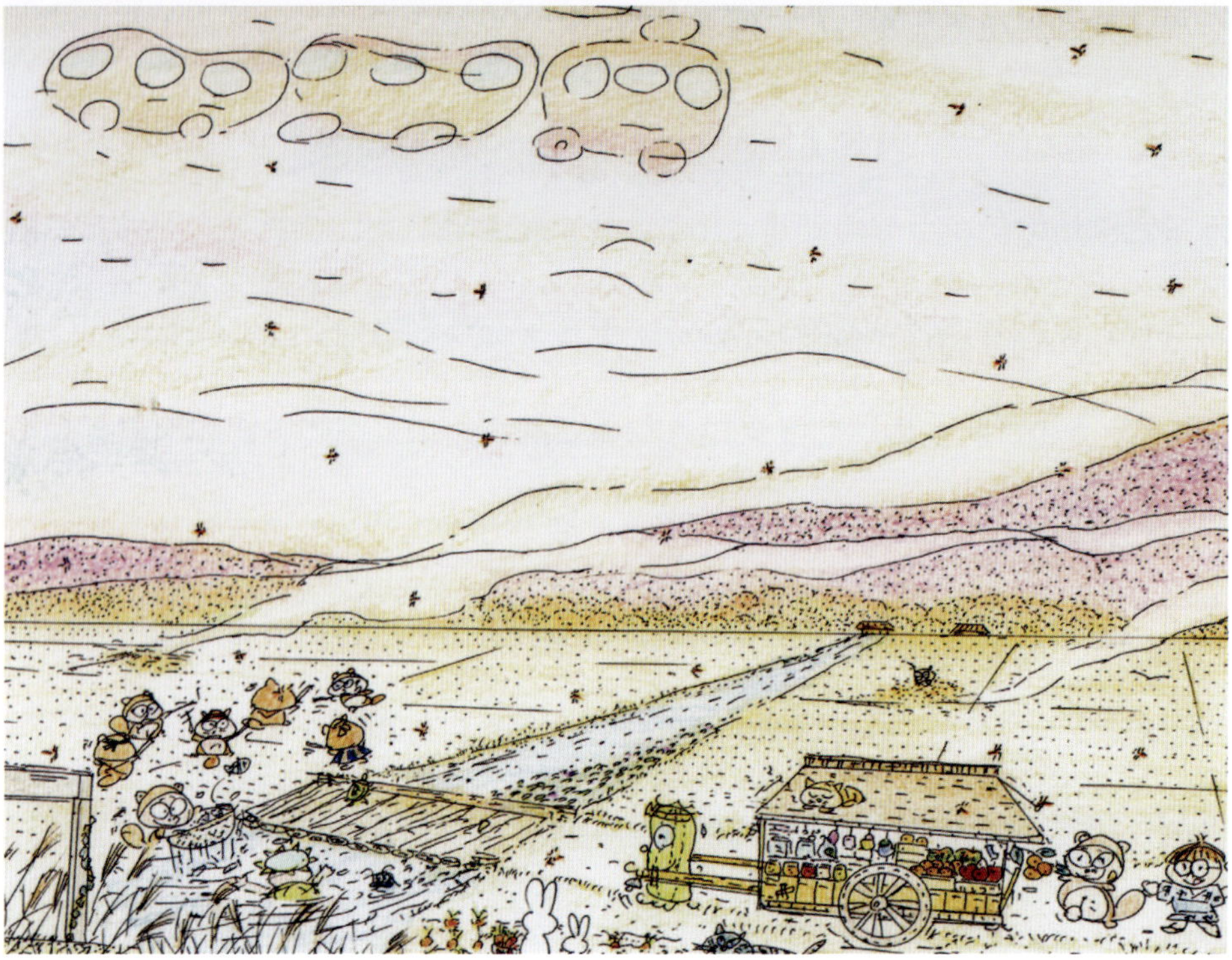

かなしさを　感じてしまう敏感さ　ありのまま
そのままそれで　いてよろし

なるように　なるといってからっぽに
なったかなあと　ひとりごち

この川柳　尽きたそのときやっとこさ
無の土台が　できたとき

飾り立て　なにもしなくていいんだよ
いわれたような　気がしてた

どうやって　つけりゃぁいいのよ　自信って
ありのままが　こわいのよ

１、いま現在を生きる心がけをする。

２、自分が嫌な思いをしたとき、その場で相手へ伝える。

３、過去の出来事を引きずらないために、そのつど決断を心がける。

　そして、『捨て上手』と『（自分を）愛し上手』が、人生を楽しむためのポイントだと学んだ私。自分なりのポイントを見つけ始められたときには、目覚め良好、足取り快調、食欲旺盛、自分は自分・・・など、元気だった時期に近づけ、さらには過去の自分に比べていろいろなことを学べそうな気分になっています。ポジティブ思考をあれほど目指してもダメだった１２月下旬。ところが、いまでは自分のネガティブな面とのつき合い方を学んだら、相対的にポジティブ思考になってきています。心の構造は不思議で面白いですね。

　初回のカウンセリングから、ちょうど２ヵ月。カウンセリングの門を叩いたこと、先生に出会えたこと、自分自身を見つめる機会を得られたことなど、これ以上に無い『くさぁ～い肥溜め』に落ちたお陰で、やっぱり自分にはウンがついているのだと実感できたうつとのお付き合いでした。

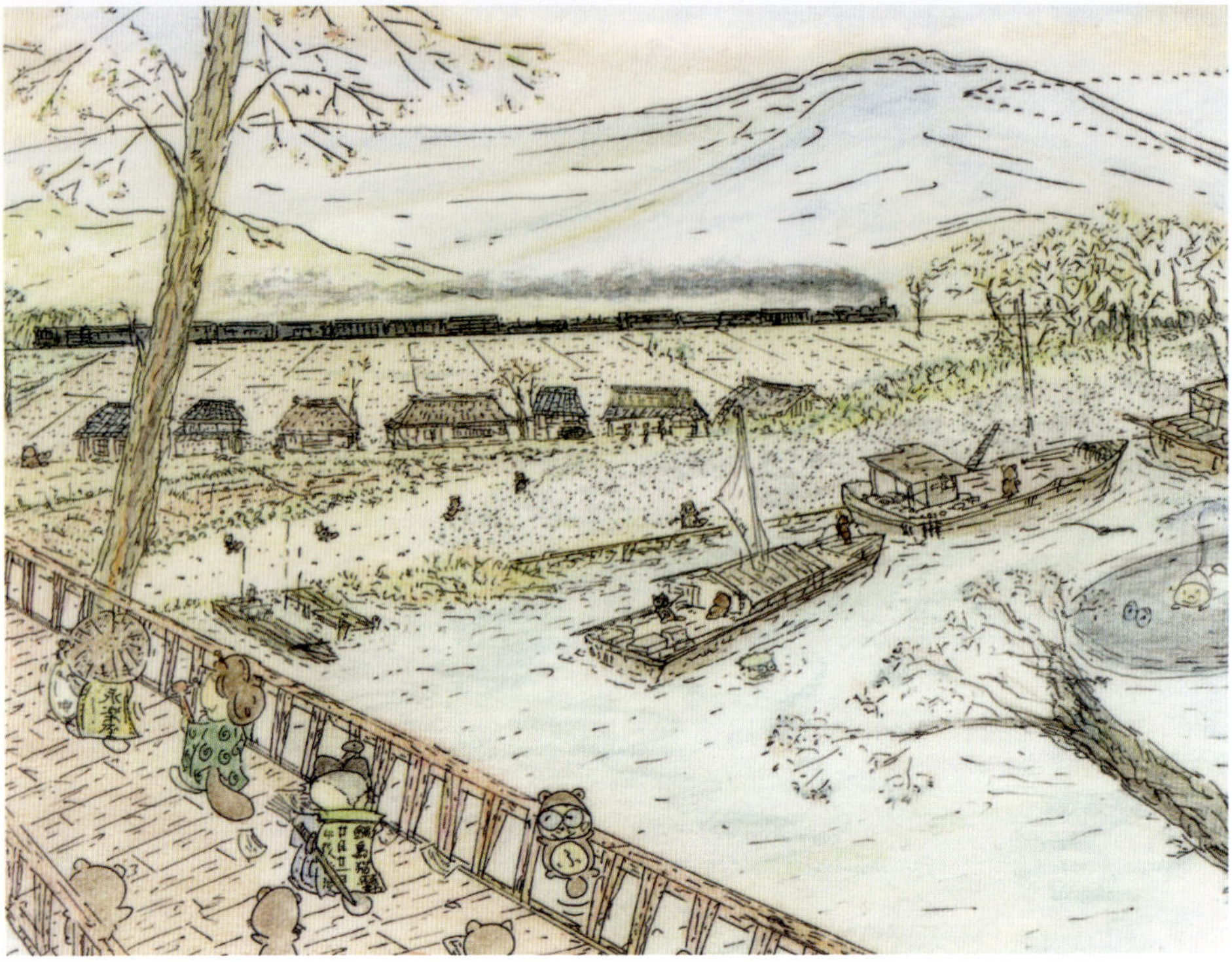

無になれば　いやでもつくさ　からっぽで
　いっときゃどんどん　ついてくる

執着と　けりをつけているんだよ
　恐怖が胸に　こびりつく

結局は　みんなもおなじさ　北風の
　前でころもを　脱ぐもんかい

恐怖とは　傷が癒えてない証拠
　ゆっくりせいよう　のんびりと

はきだせば　楽になるのさ　だからぁね
　ゆっくりせいよう　のんびりね

症例２　過食症に悩む看護学科学生

相変わらず、辛い辛い毎日が続いております。肩こりは強烈にひどく、「肩ゴリ」。昔みていたＴＶアニメ『キ○レツ大百科』に「ブタゴリラ」というキャラクターがいたのを思い出し、今の私は「肩ゴリラ」と名乗っています。おまけに頭痛はするし、夜もよく眠れないし、寝ても悪夢ばかり見るし、朝は起き上がれないし、学校行くのが面倒臭いし、授業はつまらないし。

X日は「産業保健師の活動」という科目の試験がありました。いつもは不眠のくせに試験前だけは何故かよく眠れて、全然勉強せずに受けてしまいましたが、不思議なことによく書けたので落としてないとは思います。試験が終わって、帰宅して夕食後「今日は過食せずに済んだ」と安堵しながらゆったりと過ごしていたら、同じアパートで夜の宴が始まりました。あまりのうるささにイライラして、音楽をかけてみたり、いろいろ気分を落ち着かせるために努力したのですが、結局行き着くところは「過食」でした。おなかはすいてないのに、禁断のコンビニに行ってお菓子を買いまくってひたすらむさぼり食いました。もうその姿はこの世の生き物ではない。最近、過食の頻度が多くなったような気がします。見た目もちょっと太ったと思います。

今の私の中には２人の自分がいて、「食べたければ食べれば？気のすむまで偏った食生活を満喫してみればいいんじゃない？」と思う自分と、「いやいや、食べ物が人間をつくるんだから、良いものを食べないと心も体も歪んでしまうよ」と思う自分がいます。でも今はもう、その時の自分の気持ちに正直になってあげることにしていま

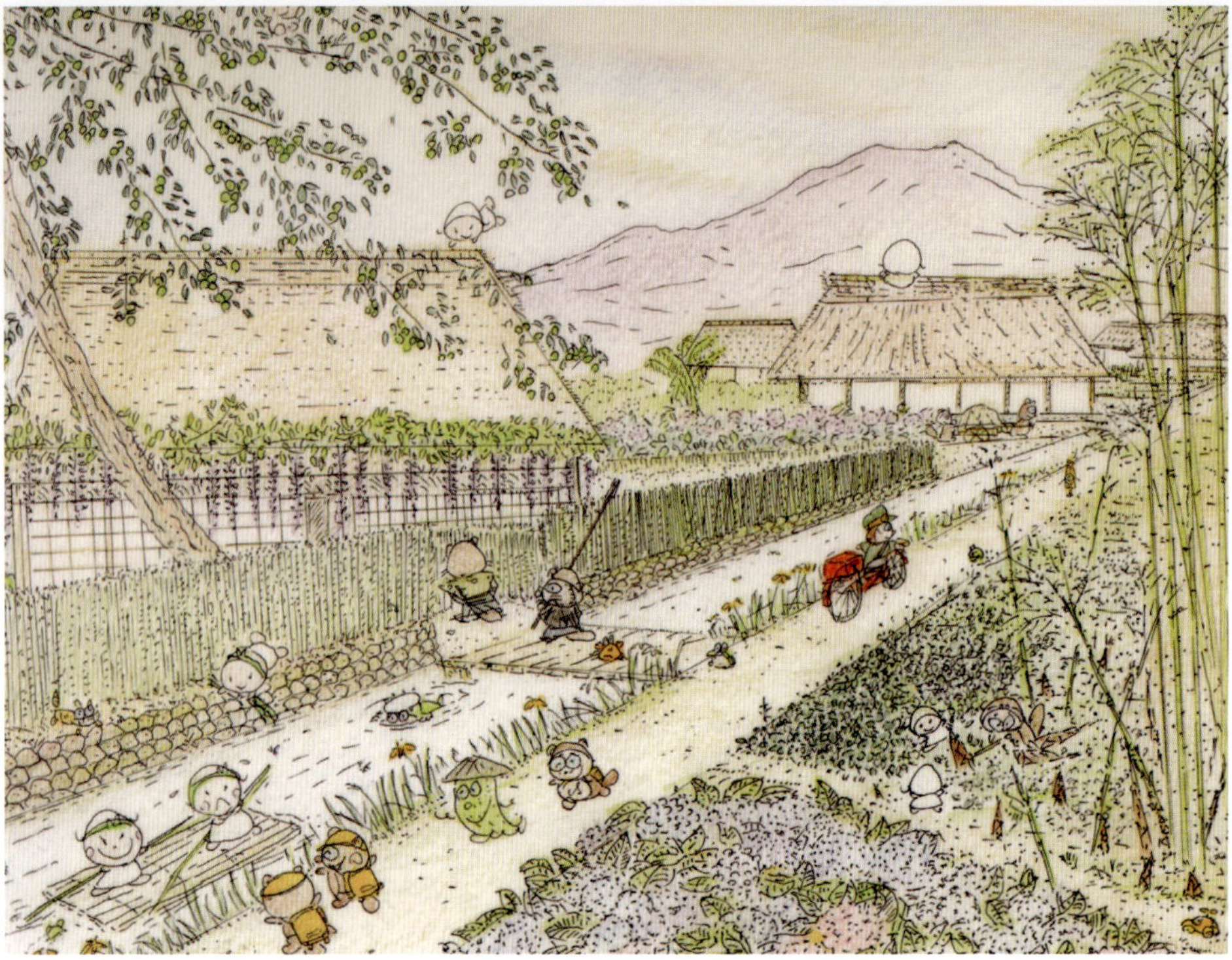

こだわりは　徐々にきえていくのかな
ゆっくりのんびりまだ大事

あっしはね　もっとのんびりしたいのよ
ちょっとまっておくんなさい

わかったよ　のんびりまつからせめてもの
すくいとばかり　うたよませて

結局は　どうでもいいのよ　人生は
なるようになるさ　なんなりと

作為的　こわさがかげにみえかくれ
そんな芸当　やめなはれ

す。それがたとえ体に悪いことであるとしても。でも本当は、「おなかがすかないのは何故か？」「でもなぜ空腹でないのに食べ始めると止まらないのか」、そして何より「過食をやめるにはどうしたらいいのか」でかなり悩んでいます。「そもそも、なんで、いつから、過食が始まったんだー」という思いです（過食の始まりは良く覚えていますけどね）。空腹感を感じないことが結構大問題のような気もしますが。

X+1日はよく眠れなかったし、朝はいつもと同様、起き上がれませんでした。なんとか這い上がって学校に行きましたが、肩こり、頭痛、うつがかなりひどくて、気分はもうマリアナ海溝（世界最深の海溝）に棲む謎の生き物状態でした。何が悲しいのか分かりませんが、授業中なぜか涙が止まらず、周りに気付かれないよう必死でした。でも、学校での友人関係は以前からすると激変しました。同級生で気の合う友人ができました。自分の気持ちを少しは表出できるようになりました。今はその子だけでなく、学科内の人ともよく話すようになりました。以前は学校で喋ることなどほとんどありませんでした。以前は行くことのできなかった購買部や図書館や学食にも入れるようになりました。最近は、クラスのメーリングリストで次の日の授業連絡をみんなに知らせたり、授業の資料を学生課に印刷を頼んでクラス全員に配布したりして、クラス委員的なこともできるようになりました。なんか昔（高校時代まで）の私に戻ったようで、自分でも何でこんなことやってるのか分かりませんが、できてしまうんです。でも、心身の状態は秘密です。うつ状態や身体症状を隠してカラ元気に振舞って頑張っているのは事実です。これが見た目を気にしている、周囲からの目を気にしている、周囲の人に良く思われようとしているということなんでしょうか？先生

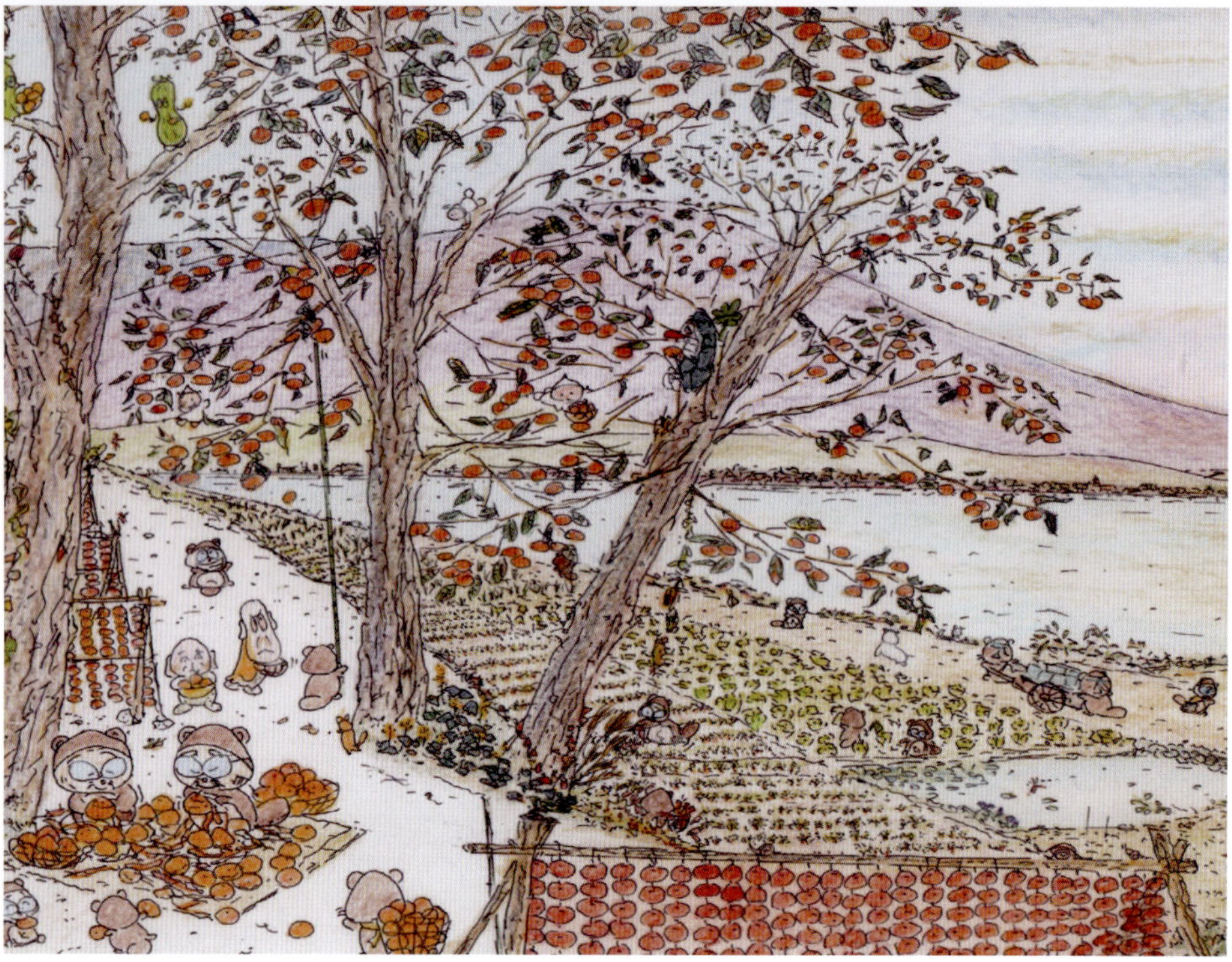

くるしいよ　さみしさむねにつきささる
　そりゃだんな　あかごにちかづいてるしょうこ

ひとはみな　おのれのことはたなにあげ
　どうしてそうなる　わかるだろ

結局は　じぶんをみるのがこわいのさ
　だからしゅうちゃく　つよくなる

無にかえれ　おのれもみなも　よくみえる
　それがおまえの　卒業だ

そらあほな　にげたくなります　わたくしは
　ふつうのおひと　まだみじゅく

が「私の今の状態を治してくれるのは友達です」とおっしゃっていたのがなんとなく分かりかけている状態です。ここまでくるのに１年近くかかりました。

ところで、既にご存知かもしれませんが、シカゴ大学のイブ・バンコーター博士らが行った研究で、「睡眠時間が短いと食欲が増進する」という研究発表が「米内科学雑誌」に掲載されたそうです。若い男性１２人を対象に研究を行い、全員が「睡眠不足の状態になると普段より食べたい衝動が強くなった。とくに炭水化物や脂肪分などが多く、カロリーの高い食べ物をこころと身体が欲した」と答えたそうです。・・・うむ、そう言えば、誰かさんは、最近パン（やお菓子）ばかり食べているような・・・。

今、私自身に音楽療法を実験中ですが、精神安定剤として一役買っています。インターネットで音楽療法についてみていたら、音楽療法の方向性は20世紀半ばまでは心理的療法的、１９８０年代からは行動科学的・行動療法的となり、近年では「脳波」や「1/ｆゆらぎ」「エンドルフィン」などの視点まで広がりつつあるそうです。音楽療法は「聴く」「演奏する」「歌う」といった3つに分類できますが、「聴く」という分野について、拒食症・過食症では、体感音響装置（振動の心地よさの効果および身体が音楽に包み込まれた状態による精神的な安定感の獲得）というアプローチのくだりがありました。自分が最近、拒食や過食（特に過食）が顕著な気がしているので、妙に見入ってしまいました。それよりむしろ、「体感音響装置って高いんだろうな」が正直な感想ですけど。

音楽を聴くだけでも充分なんですが、実は私は踊ることが好きで、本当は音楽に合

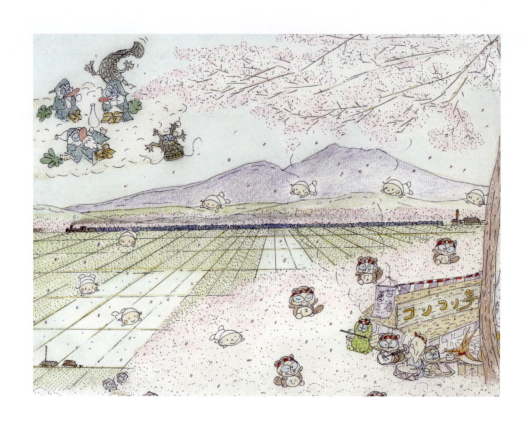

ひとはみな　みじゅくだおもいあがるなと
師匠に言われ　あ、そっか

みじゅくとは　こりゃこりゃこころ　かるいかるい
おいらはあかご　これからさ

みなみじゅく　だからたすける　そうやって
いきていくから　おもしろい

てつがくの　かんがえなんて　にちじょうの
ひとこまのうちも　はいいらぬ

にちじょうは　なかなかきちょうなきょうほんと
やっとわかった　おいらのこころ

わせて踊りたいんです。しかし、そのためには元気と時間と場所が必要となるため、ちょっと面倒臭いです。でも、歌うのは簡単ですね。道具はいらないし。と言いつつ、実は合唱部だったりもするんですが。

最後に正直な今の気持ちを書きます。うつと勉強の両立が非常につらい。今回１回目の試験を受けるにあたって、試験前にちょっとだけでも頑張って勉強するということさえもできなかった。試験が終わって原因があったとは言え、ものすごい過食をした。（今後、試験終了＝過食になりそう）今後の課題＆試験ラッシュをうつと闘いながらクリアしていかなければならないこと、そして過食がひどくなるのではないか、ということが恐怖です。

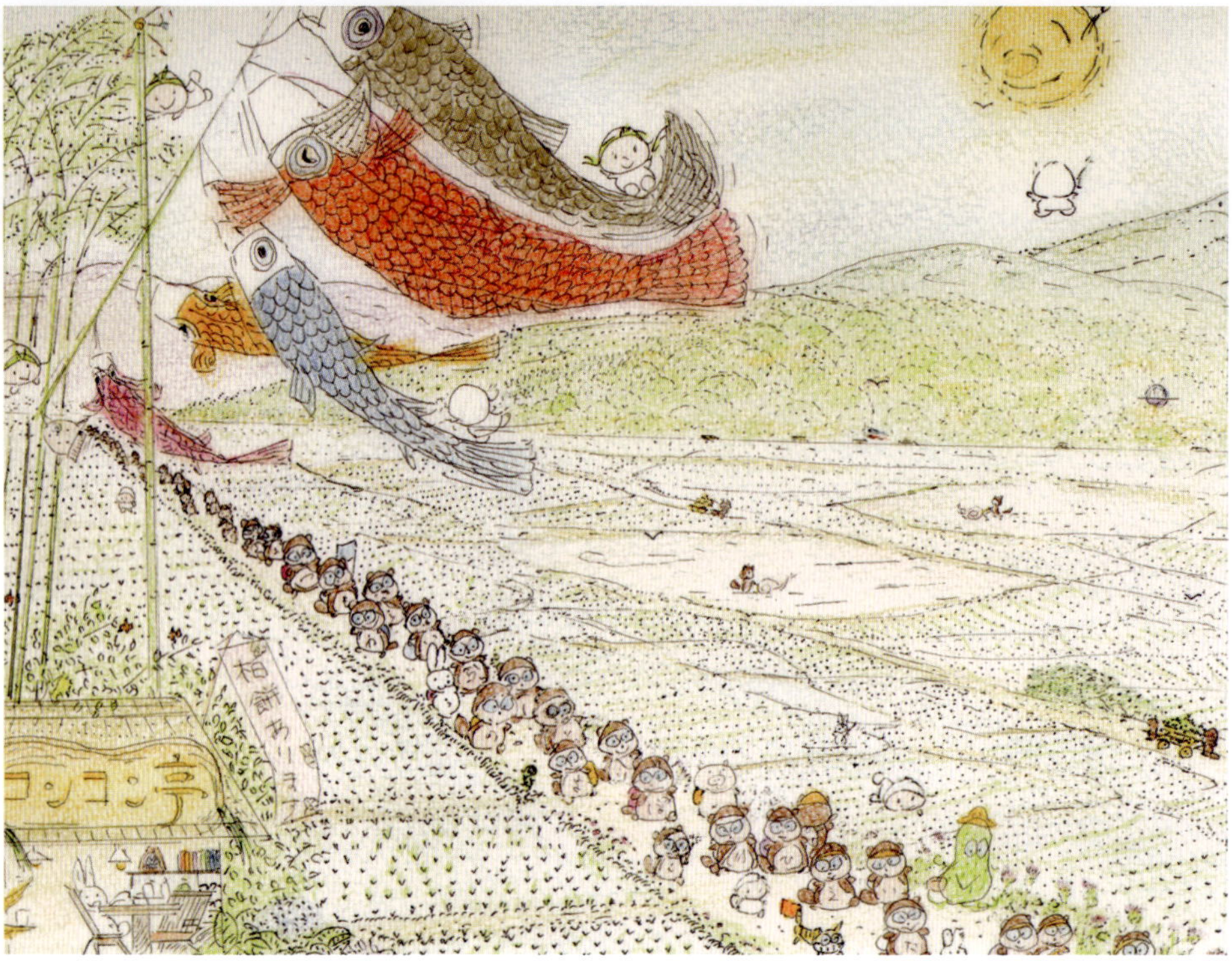

まつことは　すすむことよりむずかしい
　まてよまてて　ねてみせろ

ねることは　とくいなんです　おいらのね
　とくいのわざに　はいります

ししょうはん　おいらやっぱりかこまれて
　かぞくのありがた　みにしみた

たすけあい　どうせやるなら　ひつような
　ときにぽっとしたらええ

のんびりと　しててもかんかくやすまずに
　はたらいている　どうぶつさ

症例３　母親の過剰な期待に悩む強迫状態にある例

私の母は父と別れました。私が小学校５年生の頃だったと思います。母はいつも動いていないとダメな人。ものすごく忙しくしていて、一緒にいることができませんでした。また、人に気ばかり使う性格で、人のために尽くしすぎだと私は思っています。自分には母から捨てられるのではないかという不安があります。だから、母に捨てられないように最大限にがんばっているつもりです。落ち込むこともありますが、そのときは過食してしまいます。ストレス食いですね。人間関係にすごく敏感で、三者の関係がすごく苦手です。自分が好きな友人が誰かと話していると、友人をとられてしまうような気になってしまうので、中途半端につきあうことができないのです。そして、相手の気持ちに配慮しすぎて、自分が話すと相手がどう考えるか読んでしまうので・・・、予測しすぎですよね。頭の中で自分が話す内容を考えすぎて、自由に語れない（文法どおりに話さないといけない感じです）。

暇な時間って苦手なんですね。いつも何かしていなければならない。適当に生きるのが難しくて、人間関係と過食の繰り返しに悩んでいます。のんびりできないところって母親譲りなんですかね？夢の中に母親が出てくるんです。見えない圧力を感じてしまいます。夢の中で母親から責められている、もっとがんばるんだといわれている気がするんです。もう、母親には会いたくない。母は理想が高いからプレッシャーになる。母はよい就職をしてほしいといつも期待している。私には幼い頃から、母親にはちゃんと応えなければならないという気持ちがあり、心の中に根付いています。

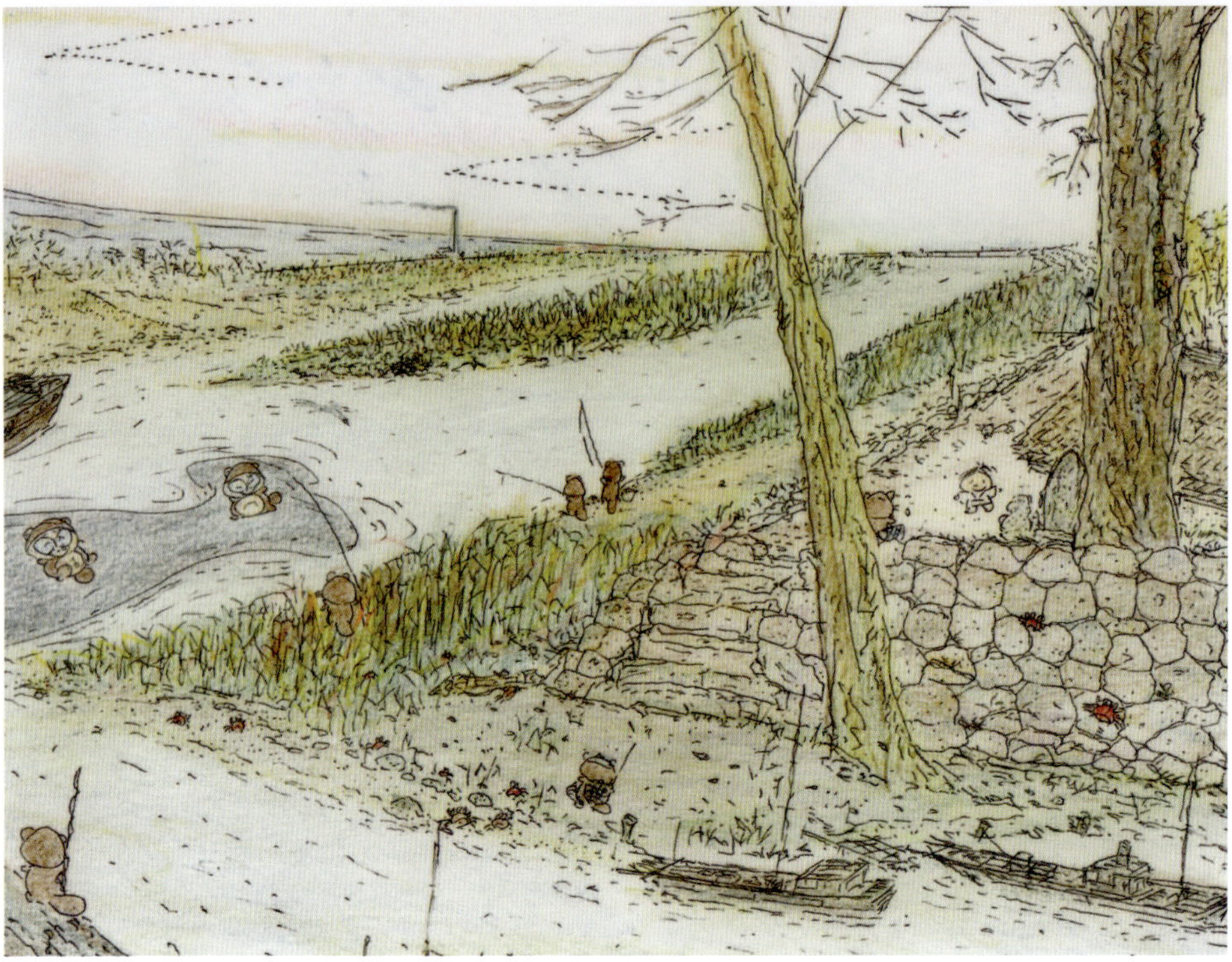

ししょうはん　どうしておいらはおいらなの
　それしりたくて　いきている

なにものか　どうでもよいことなのさ　それよりまわりを
　みわたして　ひつようなことを　やったらよろし

わかったよ　おいらはどうせあかごだし
　おいらのままで　あるいてく

いしはいし　そらはそらとたんたんに
　いきていくこと　無のごとし

無とは無と　ししょうはかんたんいうけれど
　おいらはまったく　わかりません

私が最近よくなってきたのは、無理やり人に合わせようと努力しなくてよくなったことです。自分の好きなように生きることができるようになったと思います。自分の弱さとか、自分の周囲の人間関係も見えるようになってきたと思います。成長してきているのかなあ？何もしないことに焦りを感じることもなくなったし。以前は何もしても、人より先に行かねばならないと思っていましたね。信じることができるようになったこと。友人関係というのは大切ですね。孤独感からも抜け出せています。人の誤りを許すこともできるし・・少し余裕が出てきている感じです。現代の自分と同じような若い人をみると、だれも「怒られること」が苦手のようです。だから、人との接触もごく表面的で人間関係が薄いですね。これでよいのかなあと思います。受身的な友人が多いし、誘われないと外出しないっていう人も結構います。自分がやりたい活動だとか、目標だとかが見えてきたのもよかったかなあと思います。

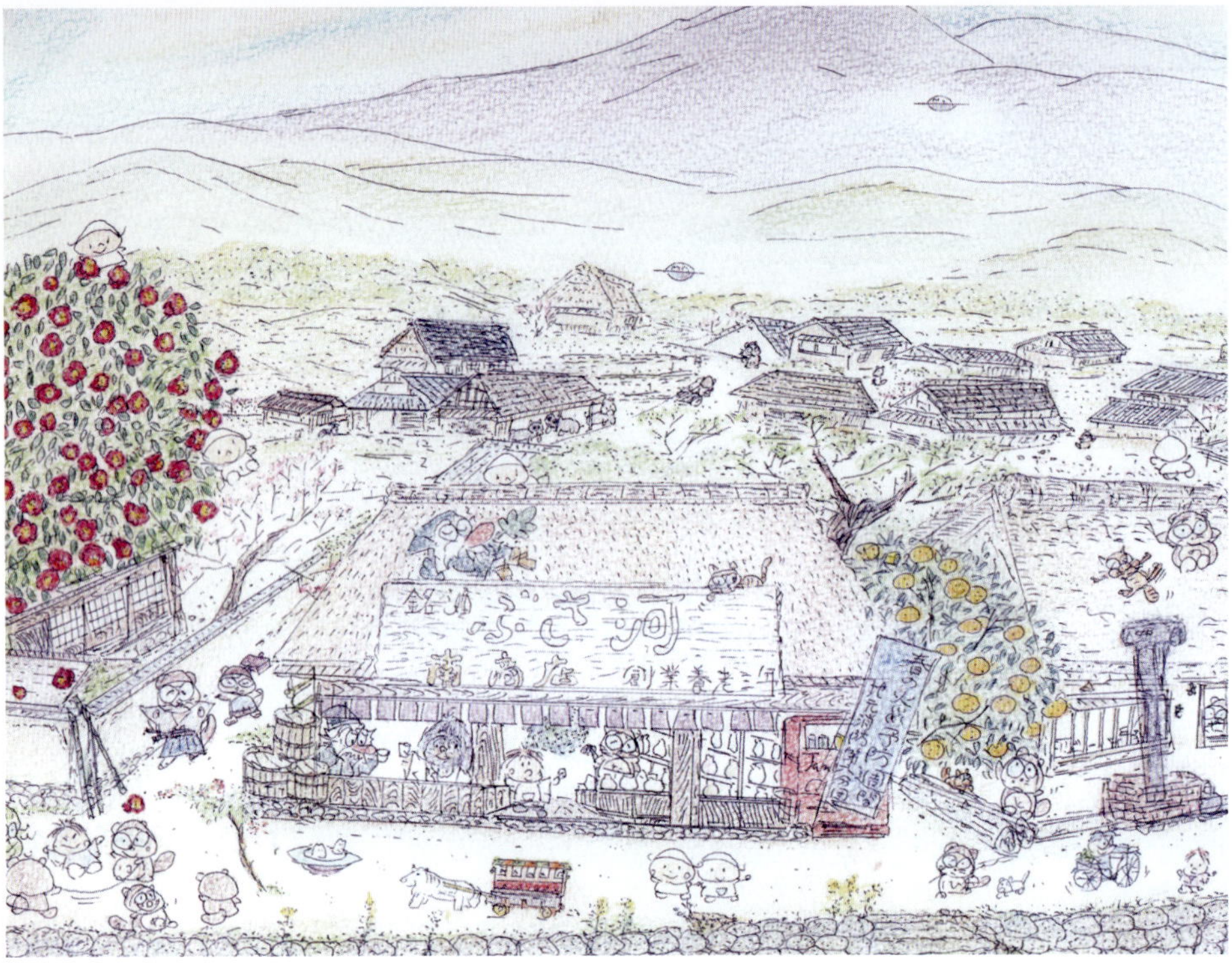

ししょうはん　よのなかどんどん　うごいてる
　どうなっていくの　これからは
なるように　なれよとばかりよのなかは
　いろんなもんが　うごめゆく
なんだかね　おいらはおいらでいいんだね
　ほなねましょか　ししょうはん
いそぐなや　どうせいそいでころんでも
　ろくなことには　ならんぞえ
のびやかな　日差しにひょいっとさそわれて
　ふとんからめを　だしてみた

参考文献

▷佐藤武：嗜癖行動障害5．インターネット依存（携帯電話依存）、脳とこころのプライマリ・ケア（監修：日野原重明、宮岡等）．（株）シナジー出版事業部、東京、pp．432－441、2011.

▷佐藤武：こころアレルギーの提唱、平成18年度九州地区大学保健管理研究協議会報告書 36：107－110、2006.

▷佐藤武：パーソナリティ障害ーナルシズム、こころの発達障害、こころアレルギーの関係．CAMPUS　HEALTH　47（２）：60－65、2010.

▷佐藤武、郭偉、伊藤奈々：慢性疾痛とうつ病．綜合臨床 59（５）：1268－1272、2010.

▷佐藤武：最近の大学生の精神保健の動向とトピック．精神科17 (４)：325－329、2010.

▷佐藤武：最近のうつ病の特徴とその対応．CAMPUS　HEALTH　48（１）：65－67、2011.

▷佐藤武：「五月病を考える」成熟の観点から考える．精神科 18（４）：441－445、2011.

▷佐藤武：大学生のメンタルヘルス：諸外国との比較からみた日本の問題．日本社会精神医学会雑誌20（４:）387－392、2011.

おわりに

本書を作成するに際して、筆者自身の事例を書き進めていく事に、相当な困難が予想されたが、まさにその通りでした。客観的に捉えようとしてもつい感情が入り、主観的になってしまっていました。そのうえ、視点が定まらないので、考えもうまくまとめる事ができなかったと思います。また記録に関しては、もっと計画的に詳細を書いておくべきだったと反省しています。しかし、そのような事をする余裕のない時期も含まれており、このような研究がいかに難しいかを痛感しました。記憶ははっきりと残っており、思い出す事が辛いと感じられる時もありましたが、書き終えた今は本当に貴重な経験をしたんだな、と感じています。うつに関する様々な本が出版されているが敢えて読み込まず、自分の経験を最大限に生かそうとしましたが、それがよかったのかどうかは分かりません。

抑うつ状態になってから人の感情や言葉などに敏感になり、その一つ一つに対して自分なりの考えや感情を抱いてきました。それが時には絶望感や悲哀、自己嫌悪感を生み、自分自身を苦しめ、傷つける事もあったと思います。しかし、自分自身の変化や周囲の人々の助言、そして本研究に取り組む事によって、それらの経験を総体的に捉え、人々には多様な価値観や人間性があり絶対的なものはないのだということを身をもって感じたように思います。これらの経験はもう過去の一部でしかないのですが、記憶の奥底にしまいこまず、これからの人生に生かしていきたいと思っています。

うつに陥ると、普段それほど気にとめていなかった人も非常に気になる存在になります。顔の表情、ことばのひとことひとことがすごく身にしみ辛い。普通、嫌な人であれば、離れればよいと思うのですが、実は全く逆さまの行動をとってしまう。多分、「自分は普通なんだよ」「自分はまともなんですよ」「貴方が誤っている行動をとっているんですよ」と相手に納得させたいからでしょう。しかし、当の相手は自分の誤りの行動に気づいていない。そんな状態で接近すると、うつの人はさらにうつを悪化させてしまう。かわいそうだが・・・不思議にその人物に接近して、顔色を伺う行動をとってしまっています。相性の悪い人同士が偶然に出会って人間関係をもってしまうことに、うつの本質的な原因があるのでしょうか？偶然というか運命というか・・・しかしそれも自分の成長のためと捉えればよいのですが・・・

巻末「こころアレルギー」質問票

日本語版　　英 語 版

中国語版　　韓国語版

「こころアレルギー」を発見するための質問票を作成いたしました。是非、いろんな場面で活用されてください。さて、ここに掲げた10項目のサインは、うつ状態の前段階をスクリーニングするために筆者が考えた質問票です。日本語だけではなく、英語、中国語、韓国語に翻訳したものもあります。この中でいくつのサインが自分に該当しましたか。採点は左の欄から順に、０－０－１－１とカウントします。計０点から１０点（満点）となります。３～４点はうつ状態の前段階、５～６点は治療が必要かどうかの診察を受けて下さい。７点以上であれば、しっかり治療を受けて、場合によっては休みを取る必要も十分考えられます。

日本語版

College Mental Health Questionnaire

氏名:　　　　　　　　　　　　　　　　性: 男性 女性　　年齢:　　　歳

記載日:　　　　　年　　月　　日

以下の質問を読んで、ここ数日間で自分が感じていることが、どの程度続いているかをチェックしてください。

	ないか、たまに	ときどき	かなりの間	ほとんどいつも
1. 朝起きて学校へ行くのが辛く、何度か休んだことがありますか。				
2. 夜なかなか眠れなくて、困っていますか。				
3. 食欲がなくて、体重が減りがちですか。				
4. 相手の気持ちばかり考えて、自分の気持ちをうまく表現できなくて困っていますか。				
5. わけもなく涙がポロポロこぼれてくることがよくありますか。				
6. 勉強やいろんなことに集中できず、自信がなくて、自分が「ダメ人間」だと考えていますか。				
7. 同じことが頭に何度も浮かんできて、何度も確認したり、同じ行動をとってしまうことがありますか。				
8. 自分の体型にこだわって、食事を極端に減らしたり、過食したりすることがありますか。				
9. 原因がわからない腹痛や胸痛、あるいは息苦しいような症状に悩んでいますか。				
10. インターネット、メール、ゲームに熱中して、深夜遅くまで眠れないことがよくありますか。				

Developed by Takeshi Sato

March 2007

英語版

College Mental Health Questionnaire

Name: **Gender:** male female **Age:** years old

Date of Assessment:

Please read each statement and decide how much of the time the statement described how you have been feeling during the past several days.

Make check mark in appropriate column.	**A little of the time**	**Some of the time**	**Good part of the time**	**Most of the time**
1. Have you absent yourself from school because you feel uneasy when you wake up in the morning?				
2. Are you in trouble because you do not sleep well?				
3. Is your weight apt to decrease because you hava a poor appetite?				
4. Are you in trouble that you can not express your feeling because you are thinking too much of your friends' feeling?				
5. Have you often experienced that tears come to your eyes without apparent reasons?				
6. Do you think yourself useless because you can not concentrate on everythings, such as learning and you have no confidence?				
7. Does the same things appear in your mind repeatedly, or do you comfirm and behave the same things repeatedly?				
8. Do you try to reduce the intake of food extremely or take it too much because you are particular about your body shape?				
9. Do you worry about unidentified abdominal or chest pain, or symptom such as dyspnea?				
10. Do you often worry about your difficulty of falling asleep until midnight because you are absorbed in internet, mail, or game?				

Developed by Takeshi Sato

March 2007

中国語版

大学生心理健康测验

姓名: **性别:男·女** **年龄: 岁**

填表日:

请您读以下问题，这数日间您是否感觉到以下症状并持续多长时间, 请打

	没有或偶而	偶　而	相当长时间	大致经常
1. 早上起床上学感到痛苦, 曾旷课好几次?				
2. 因晚上总也睡不着觉而困扰吗?				
3. 常常因没食欲, 而体重减少吗?				
4. 只考虑对方的心情, 而无法很好地表达自己的感受, 而困扰吗?				
5. 常常无缘无故地扑簌扑簌地流眼泪吗?				
6. 无法集中精力学习和各种事情, 并对自己没信心, 而认为自己是「没用的人」吗?				
7. 曾经有过总想起同一样的事情，而反复确认，并采取同一样的动作吗?				
8. 因在意体形, 而极端的减少过食量，或有过暴饮暴食吗?				
9. 因莫名其妙的腹痛、胸痛或者呼吸困难而困扰吗?				
10. 经常因上网、发短信或玩游戏入迷、而到深夜无法入睡过吗?				

Developed by Takeshi Sato

March 2007

韓国語版

대학생심리건강테스트

성명: 성: 남•여 연령: 세

기입일:

아래의 문제를 읽으시고, 몇일간 자신이 감각하고있는 증상이 어느정도 있는가를 체크 해주세요.

	아니오혹은가끔	가끔	상당히긴사이	거의전부
1. 아침에 일어나 학교가는것이 힘들어 몇번정도 학교를 쉰적이 있습니다?				
2. 밤에 잠을 잘 못 이뤄서 힘들어 하고 있습니까?				
3. 식욕이 없어서 체중이 주는 편 입니까?				
4. 상대방의 기분만을 생각하여 자신의 기분이나 감정을 잘 표현하 지못해 힘들어 하고 있습니까?				
5. 이유도 없이 눈물이 푹푹 흘러나온적이 자주 있습니까?				
6. 공부나 여러가지 일에 집중할수가 없고, 자신이 없어서 자신이 「쓸모없는 인간」이라고 생각하고 있습니까?				
7. 똑같은 일이 머리속에 몇번이나 떠올라서 몇번이나 확인하거나 똑같은 행동을 해버린적이 있습니까?				
8. 자신의 체형에 구애되어, 식사를 극단적으로 줄이거나, 과식을 하거나 한적이있습니까?				
9. 원인을 알수없는 복통이나 흉통 또는 숨쉬기가 곤란한 증상에 시달리고 있습니까?				
10.인터넷,메일,게임에 열중해서 밤늦은 시간까지 잠을 이루지 못 한적이 자주 있습니까?				

Developed by Takeshi Sato

March 2007

著者紹介

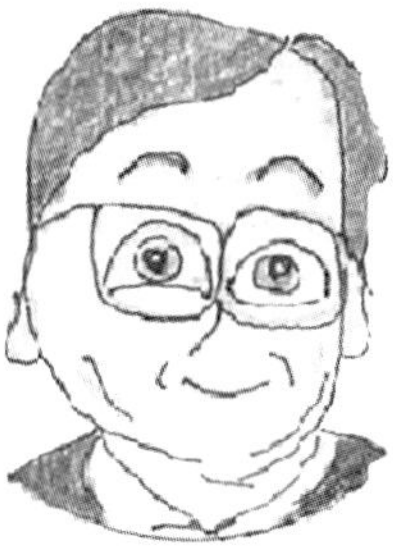

さとう たけし

昭和32年9月23日、唐津市生まれ（62歳）。昭和59年3月佐賀医科大学医学科卒。医学博士、精神保健指定医、産業医。精神科講師などを経て、平成13年に佐賀大学保健管理センター助教授。平成14年に同教授・センター長、平成31年4月より九州大学キャンパスライフ・健康支援センター教授・副センター長・統括産業医。その間、2002年5月より3年間、中国大連医科大学客座教授、2007年８月１日より３か月間、オタゴ大学医学部招聘教授（NZ）。九州地区大学保健管理協議会代表世話人、全国大学保健管理協会理事、日本精神衛生学会理事、国立大学法人保健管理施設協議会理事、全国大学メンタルヘルス学会理事などの役職を歴任し、 一部継続中。著書として、うつ100のサイン(ベストセラーズ，2004）（韓国・中国・台湾で翻訳出版）など、多数。プライマリ・ケアにおけるうつ病研究で、日野原賞を共同受賞。2017年12月、佐賀さいこう表彰(協働部門)、2018年９月、社会貢献者表彰（社会貢献者支援財団）などを受賞している。 2018年11月、医療からの学びー佐賀新聞 「診療室から」 20年間の軌跡(佐賀新聞社)を出版。

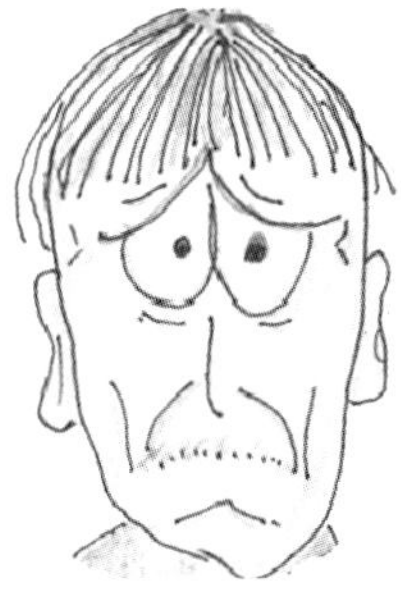

なかしま　みのる

昭和21年７月24日、諫早市生まれ（73歳）。佐賀大学理工学部大学院工学系研究科卒。こころの風景画家。私たちの心の中にかすかに残っている風景に空想を交えながら、色鉛筆を使って、細かいタッチで描かれている。作品は100点以上。どこかほっとする、なつかしい、郷愁を帯びた表現は辛い現実を洗い流してくれる。素朴、混じりけのない純粋な気持ちにさせてくれる不思議な力がある。雲仙ビードロ美術館で個展を開催したことがあり、大好評だった。

こころアレルギー

令和元年10月１日発行

著　　者　さとう　たけし
イラスト　なかしま　みのる
発　　行　佐賀新聞社
販　　売　佐賀新聞プランニング
〒840-0815　佐賀市天神3-2-23
電話　0952-28-2152（編集部）
印　　刷　佐賀印刷社

定価（本体1,455円＋税）